帯津三敬病院

「がん治療」最前線

“からだ”と“こころ”に優しい治療のすべて

Obitsu Ryoichi
帯津良一

佼成出版社

「まえがき」に代えて

セカンドオピニオンを求められるのだが、じつは……。

　セカンドオピニオンとは文字通り「第2の意見」。よりよい治療法を見いだすために、主治医以外の医師から聞く意見で、インフォームド・コンセント（informed consent）の定着したアメリカから導入された概念。

　因《ちな》みにインフォームド・コンセントとは、医学的処置や治療に先立って、それを承認し選択するのに必要な情報を医師から受ける権利。医療における人権尊重上重要な概念として全国に普及している。

　インフォームド・コンセントはさすがに日本の医療のなかに定着してしまい、あらためて人々の口の端《は》に上ることもなくなったが、セカンドオピニオンの方は相変わらず、日常の診療のなかに付いて回っている。

　セカンドオピニオンを求めて私のところにやって来る人が後を絶たないのである。ほとんどが、がん専門病院からの患者さんなのであるが、いずれも、例外なく主治医からの紹介状を持参している。

それがじつに心のこもった丁重な紹介状なのだ。一昔前はセカンドオピニオンを求められると機嫌を悪くする主治医が多く、紹介状がなかったり、あってもやたらと略語の多い木で鼻を括《くく》るようなものが多かったのであるが、最近はそのようなことがまったく影をひそめてしまった。セカンドオピニオンもすっかり日本の医療のなかに定着してしまったと言ってよいだろう。

私のところにやって来るそのほとんどが、がんの診断を受け、手術と化学療法をすすめられた患者さんである。病状と検査結果を示したあと、「手術と化学療法をおすすめしたところ、貴院受診を希望されたので、よろしく」という主旨のものがほとんどである。

そして、そういった主旨のものでも実際はセカンドオピニオンではなく、手術と化学療法以外の治療法を求めてやって来る患者さんも少なくはないのである。つまりセカンドオピニオンは口実にすぎず、本当は代替療法《だいたいりょうほう》を求めているわけなのだ。しかも、手術と化学療法はそのまま受け容《い》れて、同時に免疫力を高めるために漢方薬などを求める人、手術はいいが化学療法は受けたくなく、化学療法の代わりの治療を求める人、手術も化学療法のどちらも受けずにすべて代替療法でという人など、そのニュアンスはさまざまだ。

私としては、それぞれに正直にお答えするようにしている。たとえば、「セカンドオピニオンとしては、私も手術と化学療法をおすすめいたします」と申し上げ、手術に関しては、もちろん年齢や病状にもよるが、これを強くおすすめすることも多い。その上で併用する代替療法について説明することもあれば、「化学療法だって決して万全ではなく、やっても再発する人もいるくらいだから、代替療法で代行してもよいのではないか」と申し上げて、いかなる代替療法を採るか検討に入ることなども。

しかし、患者さんだって、よく考えた上での選択なのだから、そう簡単には翻意《ほんい》しない。

そのような場合には、

「主人公はあくまでもあなたです。

だから、最終的にはあなたが決断すればいいのです。

あなたの決断に従って、私たちはお手伝いするだけです。

しかし、大事なことですから、この場で結論を出すのではなく、ご家族の方と相談しながら、もうしばらく時間をかけてお考えになってください。

主治医の先生へのご返事は、これまでお話ししたことを書いておきます」

と言って、セカンドオピニオンとしましては先生のおすすめする方針に賛成ですが、患者さんとしては云云《うんぬん》といったご返事を認《したた》めるのである。

このように治療方針というものは、学会のガイドラインを基本に、医師の経験と直観に従って決められるものであるから、医師によって多少の違いが出ることは当然で、最初の主治医の考えに納得できれば好し、少しでも疑問点があればセカンドオピニオンで、これを修正することにする。これでよいのである。

どんな治療法も患者さんが納得して前向きになって受けるからこそ効果が上がるのである。セカンドオピニオンの日常化は医療のレベルアップを示す尺度とも言えよう。

あなたが主人公だからといっても、医学は素人《しろうと》の患者さんに丸投げするわけではない。統合医学のオピニオン・リーダーであるアリゾナ大学のアンドルー・ワイル（Andrew Weil）先生がかつて、

「絶対に効かないという治療法はない。
絶対に効くという治療法もない」

と述べたことが一つの真理であることを、長い現場での経験のなかで実感しているからなのである。戦略は柔軟に行使していけばよいのである。

帯津三敬病院「がん治療」最前線

目次

Part 1
がん治療58年の現場で確信した〈最終戦略〉

第1章 がんは「人間まるごと」でなくては治らない

第2章 帯津良一、がん治療58年の結論

第3章　ホリスティック「がん治療」の戦略

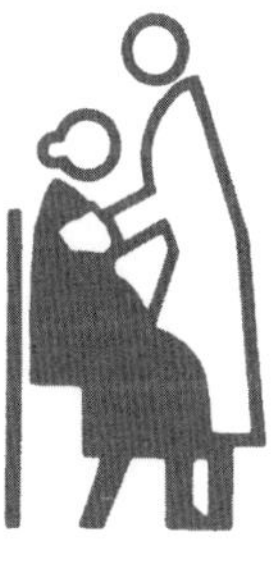

Part 2

帯津三敬病院「がん治療」の実際

第1章　がん治療の現場

第2章　帯津三敬病院の代替療法

第3章　がんと上手に付き合っている人たち

装丁　こやまたかこ

Part 1

がん治療58年の現場で確信した〈最終戦略〉

第1章

がんは「人間まるごと」でなくては治らない

1

若かりし外科医・帯津良一に翳りが
――「なぜ患者は、再発して私のもとへ戻ってくるのだろうか」

それまで伝染病の病院であった都立駒込病院が、東京都のがんセンター的役割を帯びて再スタートを切ったのは１９７５年の４月。私が食道がん外科の一員として赴任したのが１９７６年の５月。当時は有楽町にあった東京都庁の衛生局で辞令をいただき、

「速やかに勤務地に直行してください」

という言葉を背に、コースは忘れてしまったが病院前のバス停に降り立ったときの情景が今でも鮮やかに蘇《よみがえ》ってくる。

５月の抜けるような青空をバックに新装成った病院が聳《そび》えているのを仰ぎ見たとき、

「よしっ！　この手でがんを克服してみせるぞ！」

という闘志がむらむらっとわき起こってきたのである。

新しいがんセンターにかける東京都の期待も大きかったにちがいない。学閥《がくばつ》を排すということで医師は全国から集められたのである。外科は総勢25名。さまざまな大学の出身者

が集まっている。手術の方法も微妙なところでその大学の特色があるので、異なる大学の医師といっしょに手術をするとなると多少やりにくいところがあるものだが、誰も彼もが、私と同じ闘志を秘めているので、物ともせずに手術に励んだものである。

設備も最高だった。なかでも集中治療室（ＩＣＵ：Intensive Care Unit）がすばらしかった。広大な室内には欧米の有名な呼吸器がいくつも配置され、スタッフの看護師さんたちの力量も相当なものだった。食道がんの手術を受けた患者さんはかならず集中治療室に入るので、私としては本当に心強かった。

さらに、私が医師になったばかりの１９６０年代前半の頃は、食道がんへの手術といえば、それは大変な手術であった。右の胸を開いて食道がんを含む食道を切除し、開腹して胃を血流を保ったまま頸部《けいぶ》まで届くようにトリミングして、それを胸骨の後ろを通して左側頸部で口側の食道と吻合《ふんごう》するのである。手術時間は7～8時間を要し、出血量も相当でほぼ全例輸血を必要としたものである。

術後は病室の片隅に張った酸素テントの中にベッドを入れての術後管理である。すべてが俄作《にわかづく》りの上に専用の機器も乏しいということもあって、術後の肺炎や無気肺《むきはい》などの肺合併症の頻度はかなり高いものがあった。

ところが私が駒込病院に赴任する頃には、食道がんの手術は時間にして5〜6時間。出血量も少なく輸血を要さないことも多く、さらに集中治療室の普及も相俟《あいま》って、胃がんの手術にも匹敵するような、じつにスマートな手術になっていたのである。何が進歩したというのではなく、多くの経験が積み重なって技術の向上につながっていくのではないだろうか。

当時の私は川越から片道一時間半をかけて通っていたので、手術の当日は不測の事態に備えて、かならず集中治療室の当直室に泊まるようにしていたのであるが、きちんとした手術をしていれば、不測の事態なんて滅多に起こるものではない。

手術室からの患者さんがベッドにつくと、ベテランの看護師さんたちが手際よく術後の管理態勢をつくり、各種のデータが落ち着いているのを見ると、日勤を終えた看護師さんの誰彼を誘って街へ。多少のアルコールを含めた夕食を認《したた》めて帰ると、患者さんの状態は至って良好。安心して当直室へというのだから、さして苦労はない。

ということで意気《いき》軒昂《けんこう》として仕事をしている私に、そこはかとない翳《かげ》りが差してきたのはいつの頃か。手術がスマートになって、術後の管理が上手になったというのに再発して戻ってくる患者さんが少なくないのである。なぜか、なぜなのかという自問自答が翳りとなっていたようだ。

当時は術後の補助療法というものが現在のようには確立されていなかった。退院された患者さんは定期的に外来にやって来るが、抗がん剤などの治療をやっているわけではない。再発転移が明らかになれば抗がん剤ということはあるが、そのような事態でなければ、定期的な検査と診察だけで、食事療法も気功も漢方薬も口の端に上ることさえなかったのである。

医学の進歩が治療成績につながらないということになれば、医学の限界としか言いようがない。それでは西洋医学の限界とは何か？　病気の局所を観ることにおいて、これほど長《た》けた医学はないだろう。もし欠点があるとすれば、病気の局所と他の部分との目に見えないつながりのようなもの、あるいは人間まるごととのつながりのようなものを見落としているところにあるのではないだろうか。

とすれば、主として人体内のつながりを見る医学を合わせたら、もっと効果が上がるのではないだろうか。つながりを見る医学とは何か？　間髪を容《い》れず、あっ、中国医学ではないか。中国医学の原理は陰陽学説《いんようがくせつ》と五行学説《ごぎょうがくせつ》から成っているからだ。どちらも物事のつながりを見る哲理だが、『広辞苑』から引用してみよう。

いんよう【陰陽】①中国の易学《えきがく》でいう、相反する性質をもつ陰・陽二種の気。万物の化成《かせい》はこの二気の消長によるとする。日・春・南・昼・男などは陽、月・秋・北・夜・女などは陰とする。

ごぎょう【五行】①中国古来の哲理にいう、天地の間に循環流行して停息《ていそく》しない木・火・土・金・水の五つの元気。万物組成の元素で宇宙のすべての事象を説明する原理とされる。木から火を、火から土を、土から金を、金から水を、水から木を生じるのを相生《そうしょう》という。また、木は土に、土は水に、水は火に、火は金に、金は木に剋《か》つのを相剋《そうこく》という。

いんようごぎょうせつ【陰陽五行説】古代中国に起源をもつ哲理。一切の万物は陰・陽二気によって生じ、五行中、木・火は陽に、金・水は陰に属し、土はその中間にあるとし、これらの消長によって天地の変異、災祥《さいしょう》、人事の吉凶を説明する。

こうしてみると陰陽五行説によって支えられる中国医学はまさしくつながりを見る医学である。

中国医学と西洋医学とを合わせた医学ということで、中西医結合という名称が北京でアヘン戦争（１８４０～４２）の頃生まれたということは知っていたが、その内容についてはまったく知らなかった。

これはどうしても中国医学がどのようにしてがん治療に貢献しているのかをこの眼で確かめなくてはならない。まだ、この頃は中国医学を以てがんを治療している医師は日本では見当たらなかった。そこで中国へ行ってみようと思ったが、まだ、今のように旅行者として簡単に訪中できる時代ではなかった。

幸いなことに東京都と北京市が姉妹都市であることは仄聞《そくぶん》していた。そこで恐る恐る、中国医学がどのようにがん治療に貢献しているのかこの眼で確かめたいので、北京に行かせてくれないかと都の衛生局に願い出たのである。

結果は予想をはるかに超えていた。二つ返事で引き受けてくれたのである。

「どうぞ行って来てください。

渡航費も滞在費も都が持ちましょう。

北京市がんセンターの招聘《しょうへい》も取り付けましょう」

と。うれしかった。そして、なぜ、こんなにあっさりとわが願いを聞き届けてくれたのか、その理由がわからないまま、１９８０年９月の北京行きが実現したのである。

２　自然治癒力。それを誰よりも知るのは〈がん〉外科医

自然治癒力は古代ギリシャの医聖ヒポクラテス（前４６０頃〜前３７５頃）に端を発し、ローマ時代のガレノス（１２９頃〜１９９頃）、中世のパラケルスス（１４９３〜１５４１）などを経て、終始西洋医学とともに長い歴史を刻んできたが、いまだにその正体は摑めてはいない。

正体はわかっていなくとも、自然治癒力の存在を否定する人はいない。かすり傷が放っておいても自然に治癒するのを誰もが知っているからだ。そのなかでも自然治癒力に対していちばん敬意を抱いているのは外科医である。たとえば胃がんの手術。胃を亜全摘《あぜんてき》して、残胃と十二指腸を吻合する。内容がもれないようにきちんと縫い合わせるのは外科医の技術であるが、傷が癒えて、残胃と十二指腸がぴたりと癒合《ゆごう》するのは自然治癒力によるものであって、縫合糸などはそれまで両端がずれたりしないようにしているだけなのだ。

それがわかっているから外科医は概して謙虚なのだ。私が医学生だった60年ほど以前は病院内を肩で風を切って歩いている外科医が多かった。エリート意識丸出しといったとこ

ろだが、さすがに最近はそんなことはない。

ただ、外科医というものは、いかによい手術をするかが最大関心事であって、術後の患者さんや再発した患者さんとなると、情熱がしぼんでしまうことはたしかに珍しいことではない。

反対に、自然治癒力に対する理解がほかの科の医師よりも深いため、代替療法に対する関心も高く、それだけに統合医学やホリスティック医学に走る人も決して少なくはないのである。

私自身も都立駒込病院時代は、いかに上手な手術をするかに徹していたが、前にも述べたように、一旦、西洋医学の限界を感じるや否や、中国医学を合わせた、いわゆる中西医結合によるがん治療に活路を見いだして、そのまま、一気に訪中。そこで初めて眼にした気功に、これぞがん治療と予防における中国医学のエースと直観し、これまた一気に中西医結合のがん治療を旗印にした帯津三敬病院の開設に踏み切ったのも、外科医として自然治癒力の重要性を胆に銘じていたからにほかならない。

そして、自然治癒力の正体はまだわからないが、後述する仏教の唯識《ゆいしき》による第七識、末《ま》那《な》識《しき》の免疫力がすっかり解明された暁《あかつき》にはその向こう側に自然治癒力が姿を現すのではないかと考えている。

3　東西医学の統合、それは〈治し〉と〈癒し〉のことだった

西洋医学は身体の一部に生じた故障をあたかも機械を修理するかの如くに直す、いわば〝治し〟の方法である。一方、東洋医学は低下した内なる生命場（52～53頁参照）のエネルギーを回復させる〝癒し〟の方法である。

ここで一言お断りしておくが、生命場のエネルギーが「生命」。何らかの理由で生命場のエネルギーが低下したとき、これを回復すべく生命場に本来的に備わっている能力が「自然治癒力」。生命と自然治癒力とを合わせたものが「生命力」と私たちは考えている。だから癒すとは「生命」「自然治癒力」「生命力」のすべてを高める方法なのである。

片や身体、片や生命場を対象としているのである。哲学的用語でいえば、身体のように形があって、このもの、あのものという一回的性格をもつものが〝個物《こぶつ》〟ということになるので、片や個物を対象とし、片や場を対象とすることになる。対象とするものが異なるのであるから、東西医学を統合することは大いに意味があることなのである。

さらに西洋医学は身体の故障を物理学的あるいは化学的に評価し、これまた物理学的、化学的方法によって修理するのに対して、東洋医学は場の歪みをとらえて、これを是正していくのである。場の歪みは単にエネルギーの量だけで表されるものではなく、方向をも伴ったベクトルとして表される。つまり東洋医学でいうところの「証《しょう》」（病気のある進行段階における病理状態と総合体質状態をまとめたもの）は生命場の歪みのベクトルなのである。

このように対象が異なるのであるから、それらを支える科学的根拠、いわゆるエビデンスにも差が出てくることは仕方のないことなのである。西洋医学の場合は物理化学的な評価であるから、物理化学的に証明された分だけのエビデンスを備えることはできる。

一方、東洋医学は四診《ししん》、八綱《はっこう》などによって証を弁別することによって治療法を決定する。いわゆる弁証論治《べんしょうろんち》である。四診とは望《ぼう》、聞《ぶん》、問《もん》、切《せつ》の診断法で、望は視診で患者さんの全体を視ること。聞は聞診で、患者さんの声を聞いたり、喘鳴《ぜいめい》を聞いたり、体臭、口臭を嗅《か》いだりすること。問診は患者さんの話を聞くこと。切診は医師が患者さんの身体に触れて行う診断法で脈診、腹診、あるいは経絡《けいらく》や経穴《けいけつ》の状態を探ることである。

そして八綱弁証《はっこうべんしょう》とは弁証の基本方法の一つで、陰陽・表裏・寒熱・虚実の八綱を運用して証を決定する。全体的に機能が抑制されたか、あるいは亢進《こうしん》されたか（陰陽）を弁別し、そして病気の部位は体表にあるか、臓腑にあるか（表裏）を、さらに病気の性質は寒性か熱性か（寒熱）を弁別し、最後にからだの正気（抵抗力・体力）が弱いか強いか（虚実）を弁別して、証を決定する。つまり一つの視点からのみで証を把握することは不可能で、「裏実熱証《りじつねっしょう》」のように立体的に確定することにより対応できる（『図説中医学概念』汪先恩著、山吹書店、２００４年、参考）。

いずれにしても生命場を構成する物理量がまだ特定されていない現在、生命場を科学的に証明することは不可能である。ということは生命自体も自然治癒力もエビデンスをもって裏付けることはできないのである。

まだまだ西洋医学陣営の中枢にいる人で、エビデンスが乏しいという理由で、東洋医学をはじめとする代替療法を排斥する人が少なくないことも確かであるが、西洋医学にしても生命そのものを科学的に実証できていないのであるから、目《め》糞《くそ》鼻《はな》糞《くそ》を笑う感は否めないのである。だからお互いの長所短所を認め合って一致団結していけばいいのである。

それが証拠に臨床的にはそれなりの成果を上げてはいるのである。わが病院の場合を例に挙げるならば、基本的にはホリスティック医学を追い求めているのであるが、ホリスティック医学という一つの方法論があるわけではない。〈からだ〉に働きかける方法、〈こころ〉に働きかける方法、そして〈いのち〉に働きかける方法を組み合わせて、その人にとって最適な個性的な戦略をつくればよいのである。

〈からだ〉に対しては治しの方法。西洋医学がこれを担当する。〈こころ〉に対してはさまざまな心理療法を用いるが、それ以上に大事なのは患者さんが少しずつでも自らの死生観を育てていけるようにサポートすることだ。そして何よりも大事なのは患者さんと医療者が心を一つにすることだ。医師と看護師にはその当事者になってもらうが、患者さんは医療上の悩みばかりでなく社会的、心理的あるいは経済的な悩みをかかえているものなので、多くの場合、医師と看護師だけでは手に余るのである。ここはどうしてもソーシャルワーカーに御出座《おでま》しを願わなくてはならないのだ。うちの病院でも3人のソーシャルワーカーが獅子《しし》奮迅《ふんじん》の活躍をしている。

そして、もう一つ医療の基本中の基本は治療者と患者さんがぴたりと寄り添い合うことであり、そのプロフェッショナルがリハビリテーションを担当する理学療法士や作業療法士なのである。だからこの人たちにも率先して参加してもらわなくてはならないのである。

最後の〈いのち〉に対しては癒しの方法で、これには漢方薬、鍼灸《しんきゅう》、ホメオパシー（1

65頁参照）、アロマテラピーなどの代替療法と、自分自身で行う養生がこれを担当する。養生とは生命を正しく養うことで、うちの病院では、食養生、サプリメント、気功などがこれに当たる。

戦略の組み立て方については個性的といえども一定の順序がある。次頁の図1を見ていただきたい。まずは家の土台に当たる心の養生から入る。どのような心をもってこの難局を乗り切っていくのかについて語り合う。基本は心のときめきであるからときめきのチャンスはかならず物にするところから始まる。次いで一階に当たるのが食養生。万人向きの食養生というものはなく、あなたにとって最適の食養生というものはあるはずだから、直観を中心に自分の食に対する理念を築いていくように話す。そして気の養生。これはとりあえずは気功である。現在のところ、院内の気功道場では12種類の功法が週に30教室行われている。患者さんの自由な選択に任せている。

こうして養生の部分ができあがると、二階に当たる治療の部分に入る。まずは西洋医学。手術ができるのか、抗がん剤の適応はあるのかという具合に検討していく。適応があってもご本人が望まなければ採用になることはない。

次いで中国医学。漢方薬は適応が広いのでほとんどの人がこの恩恵に浴することになる。

図1—— 病を克服する家

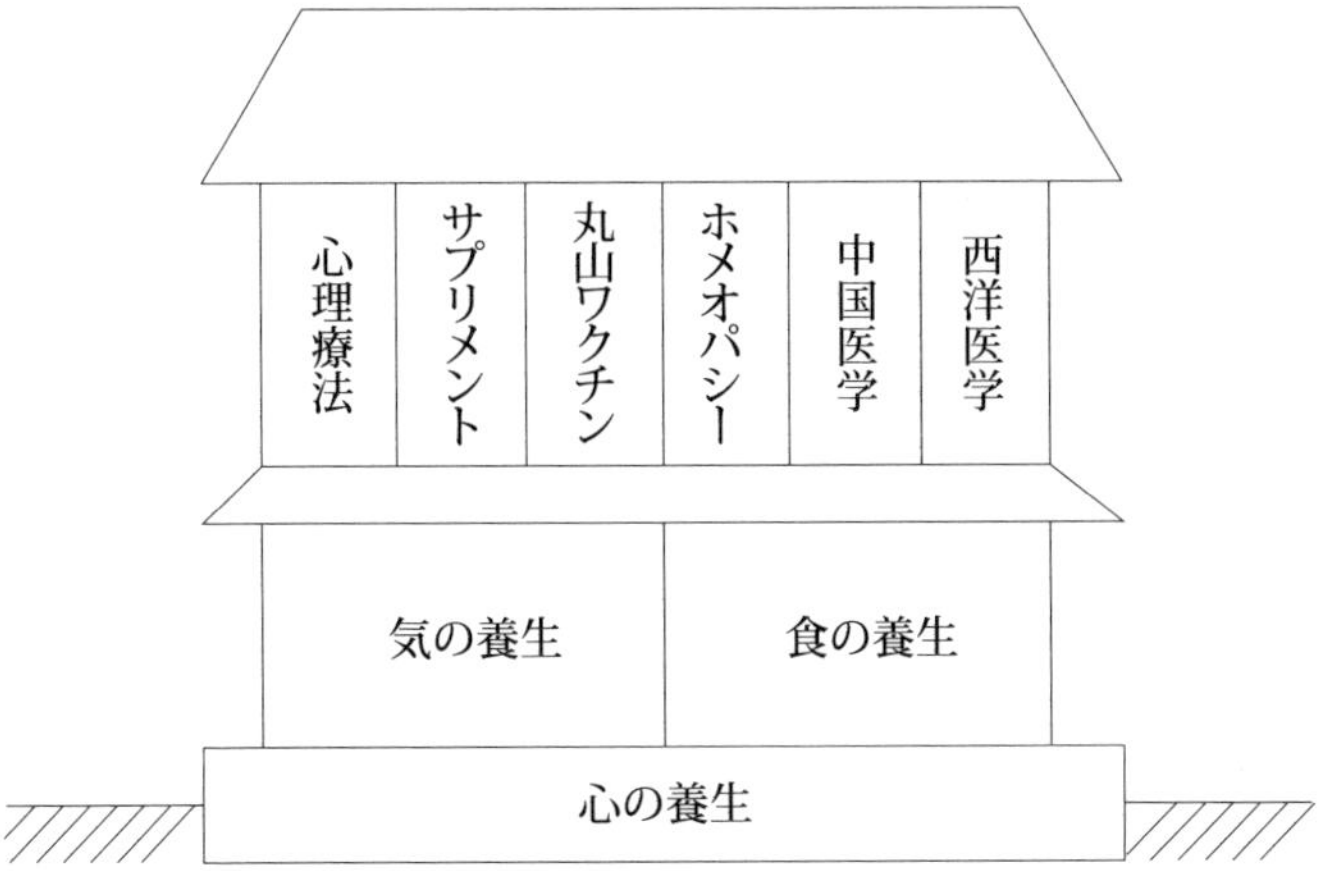

それに較べて鍼灸の適応はそれほど広くはない。がんそのものに対してではなく、疼痛《とうつう》や凝りが対象となる。

　ホメオパシーは戦略の一端を担うようになって20年。今ではなくてはならない戦術になってしまった。サプリメント（170頁参照）は主として免疫賦《ふ》活《かつ》作用のあるものが数種類揃えてある。古い順にレンチンプラス1000、スーパーオリマックス、SU-6（すし乳酸菌）、11-1などである。

　丸山ワクチン（133頁参照）の希望者も相変わらず多い。その他ビタミンC大量療法やその他の免疫療法のように高額なものはそれぞれの専門クリニックに紹介するようにしている。

4 西洋医学への反省から生まれたホリスティック医学

部分を見るに急なあまり、要素還元主義（Reductionism）に陥ってしまった西洋医学に対する批判あるいは反省から、１９６０年代、米国は西海岸に生まれたのがホリスティック医学であると教えられてきた。

ホリスティック（Holistic）の語源はギリシャ語の「Holos」。全体を表す言葉で、ここから派生した語に「whole」「holy」「health」などがあるという。そして、その基本となる概念は、南アフリカ連邦（現・南アフリカ共和国）の政治家にして哲学者であるジャン・クリスチャン・スマッツ（Jan Christiaan Smuts １８７０〜１９５０）の提唱した全体論（Holism）すなわち、

「全体は部分の総和としては認識できず、全体それ自身としての原理的考察が必要であるとする考え方」

である。

そして、より具体的な経緯を知るために、１９９７年11月2日に東京で開催された「第一回相補《そうほ》代替《だいたい》医療国際シンポジウム」での米国のダニエル・エスキナッチ博士の発言の一部を紹介したい。因みに博士は米国のＮＩＨ（National Institutes of Health　アメリカ国立衛生研究所）の代替医療研究室の初代副室長である。

主催は代替医療利用者ネットワーク（Complementary & Alternative Medicine Users Network, CAMUNet）。演者はダニエル・エスキナッチ氏のほかに、クレイグ・ブラウン氏（英国スピリチュアル・ヒーラー連盟会長）、マイケル・デュブディン氏（英国ドクター・ヒーラー・ネットワーク会長）、カール・ベッカー氏（京都大学総合人間学部助教授）、上野圭一さん（翻訳家）、帯津良一の６名（肩書きは当時のもの）。

ダニエル・エスキナッチ氏の演題は、

「アメリカにおける代替医療研究の背景」。

その一部を紹介しよう。

まず、代替医療がどのようにしてアメリカで発展してきたかということですが、もちろん一般民衆の力、〝人々がこれを必要とした〟というところから起きてきました。

いま言った〝一般民衆〟の中には、通常医学（西洋医学）では状況が思わしくなかったのに、代替医療に頼ってみたら非常に結果がよかったというような経験をもつ国会議員もいたりして、そういう状況の中で、人々の代替医療に対する要請が非常に強くなってきたのです。

こうした要請に応えるべく、ＮＩＨ（国立衛生研究所）に代替医療に取り組む専門機関「代替医療研究室」が創設されたのが１９９２年のことでした。そのとき議会が代替医療研究室設置のために組んだ予算は２００万ドルとわずかなものでしたが、ＮＩＨはアメリカの医学面に非常に大きな影響力を持つ機関であり、そのＮＩＨに付属するれっきとした研究室として設置されたわけです。

この予算から私たちがこれまでに何をしてきたかというと、まず、さまざまある代替医療の組織に、分野を限らず助成金を出しました。これには、例えば薬草に関するものや食事療法、あるいはホメオパシー、電気刺激療法、ヨガ、太極拳、気功……などといったところがあります。

また現在、スタンフォード、メリーランド、コロンビアなどアメリカで非常に有名な10か所ほどの大学で、代替医療に関する講座を開いています。一方、私たちはこれもアメリカの連邦機関であるＦＤＡ（Food and Drug Administration　食品医薬品局）に対してもアプローチし、代替医療に関する二つの会議を開きました。

一つは鍼治療に関するもので、ＦＤＡはそれまで鍼治療を医療として認めていませんでしたが、これを端緒《たんしょ》に認めるようになり、さらに規定もできたために、今ではアメリカのいくつかの健康保険会社が鍼治療に保険を適用しています。もう一つは生薬《しょうやく》の分野ですが、これも、この会議を機会にＦＤＡも生薬に対する作業部会をつくって検討を始めました。

このように、代替医療の研究に対して助成金を出すとか、代替医療に関する会議を開く、あるいは大学に代替医療の研究センターを開くといったことがＮＩＨの代替医療研究室によってなされています。

（中略）

しかし、実を言うと、私たちですら、どうしてこんなに多くの人が代替医療に頼るようになったのか不思議に思っているのです。その具体的理由について考えてみると、第一は、今までの通常医学に対するいろんな不満が高まってきたことでしょう。

副作用があるとか、今の一方的な治療に対して患者自身がもっと治療に参画《さんかく》したいと望んでいる、あるいは医師との間にもっと人間的なコンタクトを持ちたいというような希望があること。また近代医学は対症療法だけれども、これからはもっと予防医学的なことが必要ではないかと誰もが思っている……等々、さまざまな要因があって人々の代替医療に対する関心が高まってきたのだと思います。

（中略）

１９９３年のＷＨＯ（世界保健機関）のレポートに「発展途上国の人々の80パーセントがまず伝統医学に頼っている」という報告がありました。しかし、これら代替医療、伝統医学と呼ばれるものにもさまざまなカテゴリーがあるので、そこに共通する概念がないか、ということを考えました。

第一点としては、それぞれの伝統医学は、発祥した国や地域の社会的価値観の大きな影響を非常に受けている、ということです。中国であれば道教、チベットであれば仏教、インドならアーユルヴェーダの影響があるし、またその地域的な社会通念にも深い影響を受けているということが言えます。そうした精神的なものが奥深くにあり、この精神的――霊的なものが、病気に対する解釈から診断、治療にまで影響を与えているということです。

さあ、ここで初めて霊性《れいせい》が代替療法と結びついたのである。

全部とは言えないまでも、ほとんどの伝統的な医学システムの根底に流れているのは、こうした霊的なもの、霊的なものによる統一性といったもので、それが（伝統医学の）いろんなかたちをなしている、ということが言えるのではないでしょうか。そこに共通してあるのは、〝人間というものは決してバラバラにできない〟という考え方です。こうした考え方をホリスティック（Holistic）――（全体的）（全体論的）と呼んでいます。人間は、自分のからだの中をバラバラに分けることはできないし、こころとからだを分けることもできない。また、自分の存在と周囲の環境の在り方とを分けることもできない。生体というものは常にそれらを統合した中で生きている、という考え方です。

ここでついにホリスティック医学の登場である。しかもホリスティック医学の本質を見事に衝《つ》いているではないか。さすがはアメリカだ。

このように、伝統医学にはさまざまな特徴があるのですが、それらは明らかに西洋医学とは違うものです。西洋医学というのは宇宙に則った唯物論的な医学です。しかし、この唯物論というのは決して科学で裏付けられているものではありません。西洋医学のいう唯物論は、〝宇宙は物質でできている〟という想定で成り立っているにすぎないと思うのです。

（『「癒し」の時代と「代替医療」の可能性』代替医療利用者ネットワーク、１９９８年）

もう一つ、さすがはアメリカだ！　と慨嘆したケースを紹介しよう。私を団長とする20人ほどの仲間が１９９７年８月にサンフランシスコ州立大学付属ホリスティックヘルス研究所を訪問したときの話である。

拙著『MYSTERY OF CANCER　がんを喰う人、食われる人』（ＭＯＫＵ出版、１９９８年）からその一部を若干手を加えながら引用したい。その前に用語のことで一つご理解をいただきたい。まずは医療である。医療とは患者さんを中心に家族、友人、そしてさまざまな医療者が織り成す場の営みであるから、医療は医療であって、通常もホリスティックもない。だからホリスティック医療とは言わず、ホリスティック医学と呼ぶことにしている。西洋医学、統合医学と同列に位置するのがホリスティック医学である。

一方、代替医療というのも同じ意味でふさわしくはないので、代替医学と呼びたいところだが、エビデンスの点でまだまだ難があるので、代替療法と呼ぶことにしている。またこれも同じ理由から統合医療とは呼ばず、これも統合医学である。

従って、代替療法、西洋医学、東洋医学、通常医学、統合医学、ホリスティック医学を常としている。ただし、これはあくまでも私見であるから他人様にこれを押し付けることはしない。意味さえ通れば人それぞれでよしとしている。

ということで用語だけ今風に訂正させていただく。

サンフランシスコ州立大学の中にあるホリスティックヘルス研究所（Institute for Holistic Health Studies）では百日間のホリスティック医学教育プログラムを用意して一般に開放しています。受講生は医療従事者が多いようですが、最近では年間五百人にも上っています。やはり一般の国民のホリスティック医学への関心が高まってきていることが原因でしょう。

アメリカ国民の三〇から四〇パーセントが病気になったとき代替療法の門を叩き、そのうちの九〇パーセントはそのことに満足しているといわれています。開業医も代替療法の知識や技術を持ち合わせないとやっていけなくなっているという話も聞きました。

私たちはこの百日間のプログラムをわずか四日間で垣間《かいま》見ようというのですから大変です。毎日朝から晩までぎっしりの授業です。ところが、私は第一日目にして、すっかりこの研究所が気に入ってしまいました。

何が気に入ったかって、研究所のスタッフがホリスティック医学の本質をしっかりと摑《つか》んでいるということです。ホリスティック医学の先進国だ、当然じゃないかと思われるかもしれませんが、なかなかこうはいかないものです。生意気のようですが、私が川越の田舎で考えているホリスティック医学の本質と、ここのスタッフの考えているそれがあまりにもぴたりと一致していたのです。

最初に今回の私たちのセミナーに関係するスタッフの紹介がありました。学部長から大学院生に至るまで、実にいい顔をしています。声も澄んでいて動作もきびきびしています。各人の場のポテンシャルは相当なものだということがわかります。そして何よりも互いの信頼関係です。お互いをその道のプロとして、さらに同じ志を持つ戦友として尊敬しているのが互いに交わす目差《まなざ》しをみていればよくわかります。羨《うらや》ましくなってしまいました。

スタッフが自らの内なる生命場のポテンシャルを高め、かつ仲間の場にも思いを遣《や》ることによって、全体の場を高めていく。これがホリスティック医学あるいはホリスティックな生き方の前提です。スタッフ一人ひとりが自らの場のポテンシャルを高めることを怠ったり、まして仲間の悪口をいっているようではホリスティックは失格です。ほかの道を進んだほうがよいでしょう。

心理学者でバイオフィードバックの世界的権威であるエリック・ペッパー（Erik Pepper）教授が、この百日間のプログラムで、いろいろな治療法について知ってもらうことよりも、その人の世界観が変わることが大事なんだといわれたことも大いに気に入りました。そうなのです。ホリスティック医学とはさまざまな治療法を寄せ集めることではなくて世界観なのです。わかっているな、とうれしくなってきました。

次がラブ博士です。メアリー・ベス・ラブ（Mary Beth Love）。まず姓名そのものがいいですね。
「ホリスティック医学というのは医師から患者へ、知識や技術を一方的に与えることではありません。一番大切なことは医療者は医療という場の中で自らのパワーを高めていく、患者もただ受け身になっているだけでなく自らのパワーを高めていくことです。パワーとパワーの絡み合いです」とラブ博士。

本当にそう思います。医療とは場の営みなのです。医療という場のポテンシャルが高まることによって、患者は病を克服し、医療者自身も癒されるのです。
「この気持ちを忘れてしまった、あるいはこのことを理解できない医療者はホリスティック医学を担う資格はありません。

患者さんだってそうです。おれはホリスティックでいくんだと、それは大層な張り切りようですが、いざ実践となると、なかなか思うようにはやってくれません。食事ひとつにしてもなかなか徹底できませんし、まして、気功をいつも変わらぬ気持ちでこつこつやるということも難しいものです。患者さんも常に実践的にチャレンジするような気持ちを持ちつづけなくてはなりません」

その通りです。

「患者にパワーをつけなさいと口先だけでいったってなんにもなりません。まして医療者が自分の価値観を押し付けるなんてとんでもないことですよ。そんなことをしたら逆効果です。

とにかく医療者は患者が自ら変われるように場をつくっていかなくてはなりません。そのためにも医療者自身がパワーをつけていかなくてはならないのです」

ことさら〝場〟という言葉は使いませんが、ラブ博士もホリスティック医学は場の医学であると考えていることは間違いありません。

四日間のスケジュールの中で、「カリフォルニア・パシフィック・メディカルセンター」といういくつものビルディングが集まった大きな医療施設を見学しました。千床はあると思われる近代的な病院のようにみえるのですが、実はこの中にInstitute for Health and Healing（健康と治癒研究所）という部門があります。ホリスティック医学の情報提供、教育、臨床、研究の四つのテーマの下に活動を展開しています。ここのスタッフがまた生き生きわくわくしているのです。そして、その掲げる理念の素晴らしいこと。

「本研究所は目覚めつつある個人と地域社会が健康のもっとも深遠な意味と治癒のも

っとも広汎な理解とに至るべく奉仕するものである」（上野圭一訳）

これには兜《かぶと》を脱ぎました。とともに何か目の前がぱっと明るくなったような気がしました。それからというものサンフランシスコの街がやたらと綺麗に見えてきたから不思議です。

さすがアメリカ！　と感嘆すること頻《しき》りとばかりに帰国してきたところへ、日本ホリスティック医学協会の第二代会長の話が舞い込んできたのだから堪《たま》らない。二つ返事で引き受けてしまったのである。

第2章
帯津良一、がん治療58年の結論

１　そもそも「ホリスティック」とは、どんな医学なのか

ここで、あらためてホリスティック医学についてまとめておこう。ホリスティック医学とはからだ（ＢＯＤＹ）、こころ（ＭＩＮＤ）、いのち（ＳＰＩＲＩＴ）が一体となった、人間まるごとをそっくりそのままとらえる医学である。あまりにもからだの部分偏重、要素還元主義に陥ってしまった西洋医学に対する反省あるいは批判から、１９６０年代の米国西海岸地方に生まれた考え方とされている。

語源は全体を意味するギリシャ語のホロス（Holos）で、ここから派生した語に、「whole」「holy」「health」などがある。そして基本概念は前にも述べたように、Ｊ・Ｃ・スマッツの提唱した全体論（Holism）すなわち、

「全体は部分の総和としては認識できず、全体それ自身としての原理的考察が必要であるとする考え方」

である。

１９７０年代半ばから、日本一といわれた集中治療室をはじめとする最新の設備をもつ

都立駒込病院で、全国から集められた気概あふるる同志たちに囲まれて意気軒昂として仕事に励んでいた私が、西洋医学の限界を感じるようになったのは何時のことか。

病気の局所を観ることにかけては他の追随を許さない西洋医学ではあるが、病気の局所と他の部分との間にある目に見えないつながりや人間まるごとの関係を見落としているところに限界があるのではないかと考えたのである。

ならばつながりや関係を見るに長《た》けた医学を合わせたらどうだろう。その医学は何処に？　あっ！　中国医学ではないか。だって中国医学の基本原理は陰陽五行学説なのだから。そこで中国医学がどのようにしてがんの治療に貢献をしているのか、この眼で確かめるべく初めて訪中したのが１９８０年９月。

その時の見聞をもとに、「中西医結合」によるがん治療を旗印にした病院を郷里の川越に開設したのが１９８２年11月。新しい道に分け入って、清新の気はまちがいなく漲《みなぎ》ってはいるものの、まだまだ中西医結合の体は成していない１９８５年から１９８６年にかけての頃のある日、東京医科大学の内科の若き医師である降矢《ふるや》英成《えいせい》さんと山本忍さんの二人が訪ねてきたのである。

日本の医療に問題意識をもつ彼らが、統合医学のオピニオン・リーダーであるアンドルー・ワイル氏の『人はなぜ治るのか』（上野圭一訳、日本教文社、１９８４年）に触発されて、「ホリスティック医学研究会」を大学の中につくったと言い、ついてはそこでの講演の依頼をすべくやって来たという。

ここで彼らが触発されたという『人はなぜ治るのか』の「〈健康〉とは〈全体〉である」の章の一部を引用しておきたい。かならずやホリスティック医学の歴史の一頁を飾るものだからである。

> 健康（health）の語源的意味は「全体」である。（中略）
>
> 全体にはふたつの属性がある。全体を量的に完全（complete）で、かつ質的にも完全（perfect）なものと定義すれば、それでいい尽くされている。さらに、ある理想的な全体を考えれば、それはただ部分の集合体ではなく、すべての部分が調和的に統合され、バランスを保って配列されているものがそうだといえる。完全およびバランスは、昔から神聖の象徴だとされている。健康という概念の根底にも、そのふたつがつきものなのだ。

さすがはオピニオン・リーダー。人間ドックの結果がオールAでも、決して健康とは言えないのである。

そして、この研究会が母体となって、1987年9月30日に日本ホリスティック医学協会が発足した。初代会長には東京医科大学教授の藤波襄二氏（公衆衛生学）が就任した。会員は50人ほどと記憶しているが確かかどうか。

日本ホリスティック医学協会が初めて主催する記念すべきシンポジウムは1988年8月7日、第一生命ホールで開かれた。内容については拙書『ホリスティック医学私論』（源草社、2017年）から引用する。

> 題して「ホリスティック医学の課題」。演者は、老人介護の視点から医療観の改善を提言していた朝日新聞論説委員の大熊由紀子氏、患者の自立や医療の原点を提言していた大阪大学医学部教授の中川米造氏（環境医学）、ニューエイジサイエンスの価値観を医療に取り入れ協会副会長も務めた山下外科神経科の山下剛氏に加えて、健康医学センター最高顧問の多田政一氏、ホリスティックヘルスセンター穂高養生園代表の福田俊作氏、それにかくいう私という布陣だった。

このうち、三氏がすでに幽明界《ゆうめいさかい》を異《こと》にしている。今昔の感に堪えない。

2 ホリスティック医学の目指すところ

欧米のことはいざ知らず、日本ホリスティック医学協会が発足して33年。きわめて堅実に歩を進めてきたと自負してはいるが、まだホリスティック医学ならではの一つの方法論を手にしたわけではない。

しかし、患者さんは待ってはくれない。そこで、分けてしまってはホリスティックにならないのであるが、便宜上、患者さんの人間まるごとを〈からだ〉〈こころ〉〈いのち〉に分けて、それぞれに働きかける治療法を組み合わせて人間まるごとのホリスティック医学に近付けようとしているのが現状である。

〈からだ〉に働きかける方法としては治しの医学で、西洋医学が主としてこれに当たる。〈こころ〉に働きかける方法としては各種心理療法に加えて死生観の確立をはかる。〈いのち〉に対しては内なる自然治癒力を喚起する癒しの方法で、養生法と多くの代替療法がこれに当たる。

しかも、これらを一つひとつばらばらに用いるのではなく、その患者さんに合った個性的戦略に組み立てて用いるのである。その上で患者さんと医療者が戦友の関係になることが不可欠なのである。戦友とは同じ部隊に属し、戦闘や生活を共にする兵士である。生命《いのち》がかかっているだけに、その関係はきわめて強固なものになる。

人はなぜ治るかについて、『思想としての「医学概論」――いま「いのち」とどう向き合うか』（高草木光一編、岩波書店、２０１３年）がこの三つの方法について明記しているので参照されたい。

人が治る治癒力には、自然治癒による効果、物理化学的治療の効果、治療者と患者の関係性の効果の三つの力が考えられ、世の中に出現したすべての治療法はこの三つのうちのどれか一つ以上が使われているとしている。しかし、近代医学はこの三つの力のうち、「物理化学による力」のみ認め、「自然治癒の力」と「関係性の力」による治癒は認めていないと嘆いている。

このことは健康保険制度のなかではある程度致し方のないことではあるが、関係性の効果を認識していない医師がまだ少なくないことが、医療本来の温もりを減じているのではないだろうか。

　かつて、がん治療の現場があまりにも殺伐《さつばつ》としていると感じていた頃、とつおいつ考えて、人間の本性はかなしみであることに思い至ったことがある。なぜ、かなしいのか。それは、人間は虚空《こくう》からの孤独なる旅人である。旅人は旅情を抱いて生きている。旅情とは喜びとかなしみ、ときめきとさびしさなどが錯綜《さくそう》するしみじみとした旅の想いではあるが、その根底にはかなしみが横たわっている、ということを『生きるかなしみ』（山田太一編、ちくま文庫、１９９５年）から教えられた。

　ならば、医療現場に身を置く者、すべからく自らのかなしみを慈しみ、相手のかなしみを敬って生きようではないか。それが医療に本来の温もりを取り戻す道であると提案して、すでに20年は優に超えた。殺伐さがまったく消えたわけではないが、20年という年月は決して伊達や酔狂ではない。がん治療の現場に多少の温もりは戻ってきているようだ。

　その上で、患者と医療者の間の戦友関係がしっかりと樹立されてくれば、温もりはさらに向上することはまちがいない。楽しみなことではある。さらには、戦友が兇弾《きょうだん》に斃《たお》れたときは、その旅立ちをかならず見送ったものであるが、そのおかげで死後の世界の存在を確信することができた。

どういうことかというと、戦友が旅立って早くて1〜2分、遅くて1時間もすると、戦友の顔がじつにいい顔になるのである。生前は決して経験したことのない、すばらしい顔なのである。これはこの世でのお務めを終えて故郷へ帰る安堵《あんど》の表情なのだと理解したのである。

故郷は何処に？　あっ虚空だ！　すなわち死後の世界である。ここで死後の世界を確信した。心配することはないのである。誰もが生と死を統合して旅立っていくのである。その結果が、あのすばらしくいい顔なのである。

医療と養生の統合でスタートしたときは、いまだ小ホリスティック医学であったのが、後述するように、究極の生と死の統合に至って大ホリスティック医学に突入していくのである。

3　「場の医学」を目指して、今、想う

免疫チェックポイント分子阻害《そがい》剤のオプジーボの登場によって、がん治療における免疫療法への期待が大きく膨らんできた。がん治療における免疫療法の歩みを整理してみると、

第１世代：丸山ワクチン、ＢＣＧなどの免疫賦活剤
第２世代：インターフェロンやインターロイキンなどのサイトカイン治療
第３世代：活性化リンパ球治療、ＮＫ細胞治療など
第４世代：樹状細胞ワクチン治療
第５世代：免疫チェックポイント阻害剤
（『新生ペプチドとビックリする がん免疫新薬の力』星野泰三著、青月社、２０１６年）

となる。

まずは丸山ワクチンにはいい思い出がたくさんある。これは副作用が皆無な上に、40日分で１万円ときわめて廉価《れんか》なのが気に入って多用したこともあって、早期胃がんが完全に治ったり、胃がんのリンパ節移転が十二指腸下行脚を圧迫して通過障害を起こしていたのが改善されたりといったケースを経験している。

　樹状細胞療法も、胃がん術後のウィルヒョウリンパ節転移が完全消失して見事に社会復帰を果たしたケースが鮮やかに蘇ってくる。また米国立がん研究所（ＮＣＩ）のＳ・ロー

ゼンバーグ博士による活性化リンパ球治療の報告に接したときは、これでもうがんは克服されたと喜んだものである。

そして、免疫とは場の営みであるとしたのが多田富雄先生（１９３４～２０１０）である。『免疫の意味論』（青土社、１９９３年）から、ごくさわりの部分のみを引用したい。

> 免疫系というのはこのようにして、単一の細胞が分化する際、場に応じて多様化し、まずひとつの流動的なシステムを構成することから始まる。それから更に起こる多様化と機能獲得の際の決定因子は、まさしく「自己」という場への適応である。「自己」に適応し、「自己」に言及《リファー》しながら、新たな「自己」というシステムを作り出す。この「自己」は、成立の過程で次々に変容する。（中略）こうした「自己」の変容に言及《リファー》しながら、このシステムは終生自己組織化を続ける。それが免疫系成立の原則である。

私は、ここに見られるような、変容する「自己」に言及《リファー》しながら自己組織化をしてゆくような動的システムを、超《スーパー》システムと呼びたいと思う。言うまでもなく、マスタープランによって決定された固定したシステムとは区別するためである。

ここで、「場」について簡単におさらいをしておく。
まずは『広辞苑』から。

> ば【場】⑥〔理〕（field）空間の各点ごとにある物理量Aが与えられている時、Aの場が存在するといい、Aを場の量という。力の場、速度の場、電磁場、重力場の類。

物理量として電気と磁気が与えられているから電磁場であり、重力が与えられているから重力場ということになる。

「場」の問題の世界的権威である清水博先生（東京大学名誉教授、薬学）によれば、

> 人間や生物というように、生きているもの（生きもの）を「もの」（モノ）として見るのが現代の生命観であるが、それに代わって、生きているものを生命という活《はたら》きという観点から見ることが、私の場の理論の立場である。（中略）
> 生命は活きであるが、その活きは、その存在を身体によって自己表現する活きであ

る。それは結局、その活き自身を持続的に存在させる活きであり、具体的には、「場をつくり出し、その場に自己を位置づけて存在する、そしてその存在の自己表現が場においてなされることが新しい場をつくり出す」という創出的循環の活きなのである。自己表現には、何らかの積極性や創出性がある。それが生きているということなのである。自己が生きていることの自覚とは、結局、場において自己が存在しているこの動態の自覚なのである。

（『場の思想』東京大学出版会、２００３年）

とある。さすがは第一人者である。よくわかる。

先生が東大教授の頃、先生の研究室を訪れたことがある。用事を済まして、四方《よも》山《やま》話に興じるなかで、

「東洋医学は何の医学だと思いますか？」

と先生からの質問。

「……エントロピーの医学だと思います……」

「それも間違いではないですね……。私は場の医学だと思います……」

この時点で、まだ場の医学を理解できてはいなかった。中国医学は部分と部分との間のつながりを見る医学であると考えていたのだ。臓器と臓器、細胞と細胞あるいは遺伝子と遺伝子の間には目に見えないつながりが錯綜してネットワークを構成しており、これを対象にするのが中国医学であると考えていたのである。

研究室を辞して赤門を出て本郷通りを駅に向かって歩き始めて、突如閃《ひらめ》いたのである。そしてあのネットワークの網の目を限りなく小さくしていくと場になるのではないかと。そしてそれから間もなくして、「ホリスティック医学は場の医学である」という結論に至ったのだ。

体内には電磁場もあれば重力場もあるが、まだ発見されないとはいえ、生命に直結した物理量が同じように場をつくっているにちがいない。これをとりあえずは「生命場」と呼ぶことにしたのである。そして生命場のエネルギーが〈いのち〉、生命場の状態が脳細胞を通して外部に表現されたものが〈こころ〉、生命場の淀《よど》みのようなものが〈からだ〉と考えるならば、〈からだ〉〈こころ〉〈いのち〉が一体となった人間まるごとを対象とするホリスティック医学は、すなわち典型的な場の医学ということになる。

と同時に、何らかの理由で生命場のエネルギーが低下したとき、これを回復すべく、本来的に生命場に備わった能力を自然治癒力、そしていのちと自然治癒力とを合わせたものを生命力と呼ぶことにしたのである。

　さらに、階層を為す場の一つひとつにいのちと自然治癒力が備わっているとすれば、昨今の地球という場の自然治癒力の凋落《ちょうらく》ぶりには目を覆うものがある。地球の温暖化が原因といわれているが、台風の多いこと。しかもスケールも大きい。２０１９年９月の台風15号では上陸から一週間を超えてなお、千葉県の広い範囲で停電が続いていた。

　テロも紛争も絶える気配はまったくない。そして、何よりも殺人事件が毎日のように報じられている。私が学生時代を送った昭和30年代の前半など殺人事件など聞いたこともなかった。いずれを見ても地球の自然治癒力が凋落しているのだ。このまま行くと地球の滅亡も絵空事では済まなくなる。

　ここらで一人ひとりが本腰を入れて、内なる生命場のエネルギーと自然治癒力を高めることによって地球の自然治癒力の回復をはかり、美しい地球を取り戻さなくてはいけないのではないだろうか。

4 ついに到来。ホリスティック医学の「大航海時代」

18年間務めてきた日本ホリスティック医学協会の会長を辞任し、名誉会長に就任したのが２０１５年11月。18年の長きにわたって、曲がりなりにも務めてきた大役から自由になるという多少の感慨はあったが、大役を果たしたという達成感もなければ、激職から離れるという解放感もなかった。

ただ、会長としての最後の講演で、

老兵は死なず、ただ消え去るのみ。

Old Soldiers Never Die, They Just Fade Away.

という元連合国軍最高司令官のダグラス・マッカーサーの言葉を引用したことによって、この日がわが人生の思い出の一日になったということは思わぬ収穫ではあった。

しばらくは特にアクションを起こすことなく、ひたすら回想の日々ではあった。

まずは自分が会長としてどれだけ協会のために尽くすことができたか考えてみた。それが威勢のいい話はなかなか出てこないのである。新規の事業を起こしたという記憶もなければ、会員数を増やしたという実績もない。統合医学に関する学会が増えてきたこともあって、むしろ減り気味なのである。

そもそもが月に１回開かれる理事会になかなか出席できないのである。当時年間１００回くらいの講演をこなしていたので、先行する講演の予定が日曜日の大半を埋め尽くしてしまって、理事会の入り込む余地がきわめて少ないのである。

さらに出席できたとしても、もともと問題意識というものが希薄なので、何方《どなた》の意見にも賛意を抱いてしまうのだ。だからリーダーシップなど何処を探しても見当たらないのである。それでいてよく18年間も会長職に留まっていたものだと呆れることしばし。

そして、そうか私が協会の発展に寄与したとすれば講演と執筆だと、あるとき閃いたのだ。かなり長いこと、講演は年間に１００回を維持していたので、記録はないが合計で１５００回くらいはこなしていただろう。著作の数は若い人に調べてもらったところ、18年間で２３０冊という答えが返ってきた。一年間にすると12冊強。ひと頃、「月刊帯津」と揶揄《やゆ》されたことがあったが、あながち誇張ではなかったようだ。これでなんとか帳尻を合わせることができたという感じか。

一方、臨床の現場すなわち病院の方はどうだろうか。１９８７年の協会設立以来、ホリスティック医学によるがん治療を旗印にかかげて直走《ひたはし》ってきたつもりでいたが、この時点で、１５０人ほどのわが病院職員のうち、私と同じ志を持つ人は30人ほど。

同志が30人もいれば、私がホリスティックながん治療を遂行するには十分である。いつも手足になってくれる職員が傍らに一人や二人はいるからだ。しかし、１５０人の職員のうち１２０人が普通の人となると世間はわが病院をホリスティック医学を追い求める病院と看做《みな》してくれるだろうか。はなはだ心許ないかぎりである。

その上、わが病院の其処彼処《そこかしこ》を思い出してみても、場のエネルギーの高さが迫って来ないのだ。どういうことかというと、医療とは〝場〟の営みである。患者さんを中心に家族、友人、さまざまな医療者が織り成す場の営みなのである。

当事者の一人ひとりが、自らの内なる生命場のエネルギーを高めながら患者さんと寄り添い合う。そのことによって医療という場のエネルギーが高まる。するとその場に身を置くすべての当事者の内なる生命場のエネルギーが高まる。すると……、という好循環が生まれ、患者さんは病を克服し、すべての当事者も癒される。これが医療というものである。

だから、病院の場のエネルギーが常に高まりを見せているのが良い病院なのだ。玄関を入っただけで、私にはその病院の良し悪しがすぐにわかる。わが病院の場のエネルギーは未《いま》だしと覚ったのである。

そうして沈思黙考を決め込んでいるとき、わが同志中の同志、山田幸子初代総師長が、80歳を前に体力の限界を理由に戦列を離れることになったのである。34年の長きにわたって私をしっかりと支えてくれた彼女の働きを考えれば否も応もない。

ところが間もなく彼女が自らの生前法要を営むと言ってきたのである。忘れもしない、２０１６年５月８日。場所は曹洞宗の名刹、駒込の吉祥寺。最前列の席でご老師の読経の声を聴いているときに、突然、右手の中空《なかぞら》に墨痕淋漓《ぼっこんりんり》たる「大ホリスティック」なる文字が現れたのである。

これまでのわがホリスティックは小ホリスティックだったのだ。これからは本物のホリスティックである大ホリスティックに向かわなければならないということを一瞬にして会得したものである。

そして間髪を容れず、この「大」はスペインやポルトガル、そしてイタリアの冒険者たちが新大陸を求め大海原に出て行き、バルトロメウ・ディアスがアフリカ大陸南端の喜望峰に到達（1488年）、クリストファー・コロンブスのアメリカ大陸の発見（1492年）、ヴァスコ・ダ・ガマの喜望峰を回ってインドに上陸（1498年）といった中世の「大航海時代」の「大」であることを悟ったのである。

5　私のホリスティック医学を支える三つの概念

2020年10月、大ホリスティック医学を提唱して4年目を迎えた時点で、大ホリスティック医学を支える概念はほぼ三点に集約できる。

◆1◆　場の階層

「自然界は場の階層から成る」と私に教えてくれたのは分子生物学者の松本丈二さんである。図2を見ていただきたい。この図は松本さんの話をもとにして、私が描いたものである。しかし免疫学の多田富雄先生も同じようなお考えをお持ちのようだったし、場の階層については、多くの人が関わっているのではないだろうか。

私たちの外部に目を向ければ、家庭、学校、職場などのごく身近な場から上に向かって

図2—— 場の階層

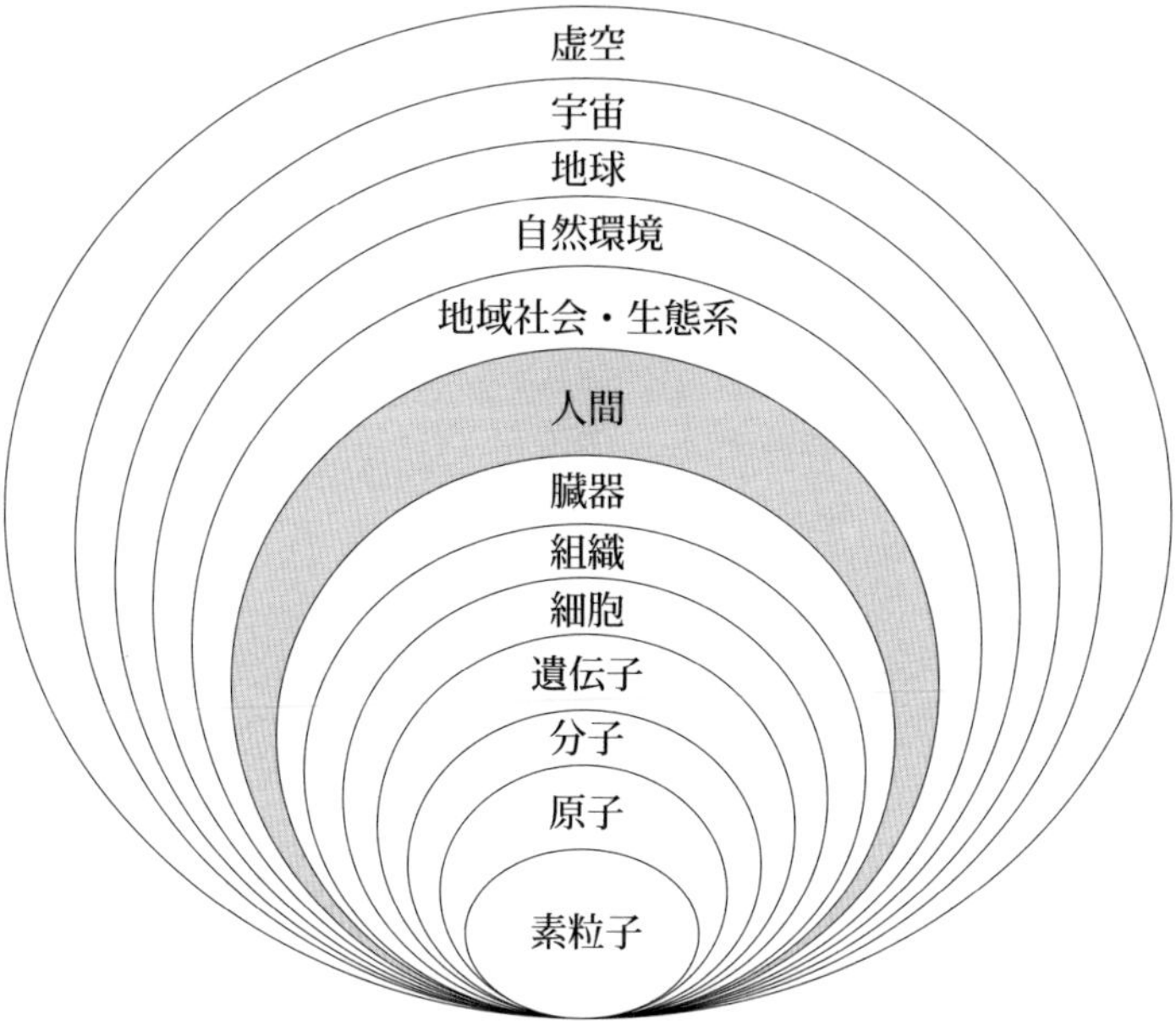

地域社会、自然環境、地球、宇宙、虚空といった場が階層を為している。私たちの体内に目を向ければ、臓器の場に始まって、組織、細胞、遺伝子、分子、原子、素粒子が階層を為している。

そして、この場の階層には一つの原理が働いている。上の階層は下の階層を超えて含むという原理であり、これを階層の原理と呼んでいる。つまり、上の階層は下の階層の持つ性質をすべて持ち合わせているが、これに加えて上の階層ならではの性質を持っているのである。だから下の階層での研究成果を上の階層に当て嵌《は》めようとすると無理が生ずることがあるというのである。

たとえば人間という階層に生まれた、がんという病に対して、臓器という階層に築かれた西洋医学を以てしたのではどうしても手を焼くことが多いというのである。だから、人間という階層に生まれたがんという病に対しては人間という階層に築かれたホリスティック医学を以てしなければならないというのである。

ということで人間まるごとといっても、人間という階層だけに注目しても人間まるごとを摑むことはできない。上の階層とも下の階層ともつながっているのである。人間という階層だけを切り離すことはできないのである。だから人間まるごとをとらえようとすると素粒子から虚空までのすべての階層を対象とすることになる。まさに大ホリスティックである。

◆2◆ 個物から場へ

前述したように、物理学で、空間の各点ごとにある物理量Aが与えられている時、Aの場が存在するという。電磁場、重力場の類いである。私たちの身体の中にも電磁場もあれば重力場もあるが、まだ発見されていないとはいえ、生命に直結する物理量が存在して場を形成していることは容易に想像できる。これを仮に生命場と呼ぶことにしている。

一方、哲学では、このもの、あのものという一回的性格をもつ実体を個物と呼んでいる。個物が個体であるのに対して場は普遍として対比することもできる。

医学の歴史をつらつら眺めてみると、その対象が個物から場に向かって流れているのがよくわかる。そのことを説明するのにかなり以前から仏教の唯識《ゆいしき》学説を用いてきたのであるが、そもそもは免疫力と自然治癒力とをはっきり区別するために唯識学説をお借りしたのだった。

唯識とは、すべての存在は、唯《ただ》、識（心）によって成り立っているという仏教学説。特にホリスティック医学においてこの学説が重要なのは、眼や耳などの感覚器官と意識のほかに、寝ても覚めても自己に執着し続ける心（末那識《まなしき》）と、さらにその奥に、人間存在の根底をなす深層意識（阿頼耶識《あらやしき》）を想定しているからだ。これが、ホリスティック医学を支える概念、つまり、免疫力と自然治癒力を説明するのに非常に適しているのである。

30年くらい前は免疫力と自然治癒力とを混同している人が少なくなかった。当時は、非自己と自己をはっきりと分け、自己のアイデンティティーを確立して自己を非自己から守るのが免疫であるという理解はすでに、かなり弘まってはいたが、自然治癒力についてはまったくの手付かずだったのである。

自然治癒力の存在を信ずることにかけては、なんといっても外科医がいちばんである。手術を成功させるのは、外科医の技術ではなく、自然治癒力であることを痛いほど知っているからである。たとえば胃がんの手術で胃の亜全摘を行い、残胃と十二指腸を縫合する。しかし残胃と十二指腸が癒合して治癒するのは縫合糸の力ではなく、あくまでも自然治癒力のおかげなのだ。縫合糸は自然治癒力が働きやすいように下拵《したごしら》えをしているだけなのである。まあ、言ってみれば主役は患者さんの自然治癒力で外科医の仕事は脇役にすぎないのだ。

自然治癒力について、どこまでわかったのか、少し調べてみたが、おどろくべきことに、これがまったくの手付かずなのである。自然治癒力の起源は古代ギリシャの医聖ヒポクラテスであることはまちがいないだろう。それまでのシャーマンの医学を排して経験医学を打ち立てた彼は治癒力の根源として「ネイチャー（Nature）」というものを体内に想定したのである。

次いでローマの時代になって、「自然治癒力」という名称が登場する。ラテン語の「Vis Medicatrix Naturae」である。ローマ時代の名医となればガレノスであるが、彼がこの言葉を提唱したのかどうか定かではない。こうして自然治癒力は西洋医学と手を携えて、その歴史を刻んできたというのに、まだその正体は皆目わかっていないのである。

そこで自分で定義することにしたのである。それもごく簡単に。

内なる生命場のエネルギーが生命として、そのエネルギーが何らかの理由で低下したとき、それを回復すべく、本来的に生命場に備わっている能力を自然治癒力と呼ぶことにしたのである。

と同時に懸案の免疫力と自然治癒力の違いを明確にするために唯識学説の力を借りることにしたのである。どういうことかというと、第七識の末那識と第八識の阿頼耶識の違い

である。『広辞苑』によると末那識は

「生きている限り常に持続する、自己愛の根源としての迷いの心」

とある。ここは自己にこだわる心であるから、どうしても免疫力である。

一方、阿頼耶識についてはどうか。

「人間存在の根底をなす意識の流れ。輪廻を超え経験を蓄積して個我を形成し、またすべての心的活動のよりどころとなる」

とある。これはどうしても自然治癒力である。つまり、第七識の末那識が免疫力で、第八識の阿頼耶識が自然治癒力。一つ深いところにあって、自然治癒力は司令塔のような役割を担っていることになる。

そして、いよいよ本論に入る。図3を見ていただきたい。唯識学説では人間の心を八層に分けている。六つの表層心と二つの深層心にである。表層心のうちの第一識から第五識までは見る、聞く、嗅ぐ、味わう、触れるのいわゆる五官の世界、つまり個物の世界で、ヒポクラテス以来の西洋医学がこれを担当してきた。

第六識の意識は「認識し、思考する心の働き。感覚的知覚に対して、純粋に内面的な精神活動」とある（『広辞苑』）。ここで初めて場が登場する。心とは刻刻と変わる生命場の

図3——唯識学説とホリスティック医学

		唯識	形	部位	治癒系	医学	階層		
表層心	①	眼識	個物	からだ	神経系 循環器系 消化器系 内分泌系 etc	西洋医学	臓器	小ホリスティック医学	大ホリスティック医学
	②	耳識							
	③	鼻識							
	④	舌識							
	⑤	身識							
	⑥	意識		こころ					
深層心	⑦	末那識	場	いのち	免疫系	心理療法 東洋医学 免疫療法	人間		
	⑧	阿頼耶識			自然治癒系	霊性の医学	虚空		

状況が脳細胞を通して外部に表現されたものであるから、心の本体は生命場ということになる。しかし脳細胞という個物が含まれているので、個物と場の共同体ということになる。

第七識の末那識は先に述べたように免疫の世界である。免疫を場の営みと喝破したのは多田富雄先生である。

『免疫の意味論』には、自己という場に適応し、自己という場に言及《リファー》しながら、次々と変容を遂げることによって自己組織化を果たしていく、とある。まさに場の営みであるが、先生はこれを超《スーパー》システムと呼んでいる。しかし、まだリンパ球やマクロファージや樹状細胞などの個物を含んでいるので、これもまた個物と場の共同体であるが、個物の占める割合は第六識より少なく、場の働きとして一歩進めた感がある。

そして最後の阿頼耶識で個物を一切含まない純粋な場の世界が完成する。内なる生命場のエネルギーが生命《いのち》であるとすれば、純粋ないのちの世界すなわち霊性の世界ということになる。

かくして医学は個物から場に向かって進み、個物に言及しながらも場を中心にした医学が大ホリスティック医学ということになる。

◆3◆　生と死の統合

ホリスティック医学の究極は生と死の統合である。いかなる人も生と死を統合してから旅立っていくことをサポートするのがホリスティック医学のいちばん大きな役割であるからである。

私の目の前で初めて生と死を統合されたのは、わが太極拳の恩師である楊名時《ようめいじ》先生である。先生とはしばしば酒を酌み交わしていたものだが、時に次のような言葉に見舞われたものである。

「私は生きるも死ぬもあるがままだからね。先生は私の主治医なのだから頼みますよ」

「私の死ぬときは先生の病院ですからね。頼みますよ！」

これらのご発言は私にとっていささかストレスになったものである。最初の言葉は病を得ても医学的介入をするなということで、もしそれで亡くなられるようなことがあれば、ご本人はよいとしても、ご家族やご門人の方々はどう思うだろう。

それに私の病院といっても私が24時間詰めているわけではない。その上、私の病院にも変わった医師の一人や二人はいる。もしそのような医師に当たったら、先生が私の病院で死ぬ意味がなくなってしまうではないか。

しかし、どちらの心配も見事に杞憂《きゆう》に終わったのである。楊名時先生が病を得て入院されたときも、先生のご希望を重んじて、医学的介入はできるだけ少なくしたのである。黄《おう》疸《だん》だけは放置すると重大な局面を迎えることになるので、肝臓の拡張した胆管に管を入れて胆汁を体外に誘導する減黄《げんおう》術だけは行ったが、そのほかの先生の身体に負担をかけるような治療は一切行わなかった。

ただ、その分、検査にしても治療にしても一つひとつ誠意を以てこれに当たったのである。その誠意に天が応えてくれたのか、先生の病気の世界的権威が某がんセンターにおられることを同門の胸部外科医のA先生が教えてくれたのである。

これこそ最大の医学的介入である。そのことを楊名時先生に話して、一度受診されることを恐る恐るお願いしたのである。ところが豈図《あにはか》らんや、

「よろしいよぉ」

の一言。案ずるより産むが易しとはこのことだ。

先生は至って軽いフットワークでそのセンターに入院と相成ったのである。ほっと胸を撫《な》で下ろしたのも束《つか》の間。10日ほどして先生からの電話である。

「今日、医師から手術の提案があったが、私はその気はまったくない。一日も早く川越に帰りたいと思うので手配を頼む」

とのことである。

病院のスタッフの車で迎えに行き、川越に帰り、いつもの病室のベッドに横になるや否や、大声で

「もう、僕はどこにも行かないよぉ！」

と叫んだものである。

そして、いよいよ旅立ちの日、私が病室を訪れると、先生は目をつぶって下《か》顎《がく》呼吸。

「先生！」と声をかけると、かっと目を開き、

「おお！」

と応えつつ右手が前に、しっかりと握手。その力強さといったらなかった。このとき、

「あぁ、先生は生と死を統合したなぁ」

と確信したのである。

私自身は楊名時先生の享年を超えたにもかかわらず、まだ生と死を統合してはいない。しかし焦ってはいない。いずれ近い将来達成できるような気がしているし、よしんばできなくても、遅くても死の瞬間には達成できることを夏目漱石が保証しているからである。

『野分』の主人公である文学者の白井道也曰く、

「理想の大道を行き尽して、途上に斃るる刹那《せつな》に、わが過去を一瞥《いちべつ》のうちに縮み得て始めて合点が行くのである」

と。

しかし、最後に合点するためにはあらかじめ下拵えができていなければならない。その下拵えとは何か。まずは老化と死を心好《よ》く受け容れることである。ここは若くして逝った哲学者の池田晶子さんにご登場願わなくてはならない。

ソクラテスは言いました。「人生の目的は魂の世話をすることである」。この世の時空においては絶対的な、老化と、そして死という現象をそれとして認め、受け容れることで、魂はその成熟と風味とを増します。そして、老化と死とを受け容れるからこそ、人は、さらなるその向こう側を見透せるようにもなるわけです。アンチエイジングなどにうつつを抜かしているのは、もったいないことだとは思いませんか。

彼女の遺作『死とは何か』（毎日新聞社、２００９年）からの引用である。

老化と死とは大自然の摂理である。抗《あらが》ってもいつかはやられてしまうのであるから、アンチエイジングなんて叫んでも空しいだけである。それよりは老化と死とを受け容れながら老いてなお生命のエネルギーを勝ち取っていくナイスエイジングに如《し》くはなしと、かつて提案したことがあるが、池田晶子さんはすでに先を行っていたのである。

以上述べてきたように、現状では

①人間という階層に止《とど》まらず素粒子から虚空までの全階層を対象とする
②目指すは阿頼耶識に立脚した場の医学
③日々、ナイスエイジングを実践しながら生と死の統合をはかる

が、大ホリスティック医学の三つの概念ということができる。

6 大ホリスティックと、小ホリスティックは何が違うのか

まずは階層の原理。これまでの私は人間の階層に焦点を当てて戦略を組み立てていたのである。日本ホリスティック医学協会は設立以来33年の歴史を刻んできたが、まだ一つの方法論を手にしたわけではない。

しかし、患者さんは待ってはくれない。仕方がないので、一旦、人間を〈からだ〉〈こころ〉〈いのち〉の三つに分けて、それぞれに働きかける方法をピック・アップして、その患者さんに合った個性的な戦略を組み立ててきたのである。

〈からだ〉に対しては治しの方法で、主として西洋医学がこれを担当する。

〈こころ〉に対しては各種心理療法。さらには人生観、死生観の確立。

〈いのち〉に対しては代替療法の多くと養生法。

という具合にである。

そして実際の戦略となると、繰り返しになるが27頁の図1を見ていただきたい。まず家

の土台に当たる心の養生から出発する。心のときめきのチャンスはかならず物にしてくれと言う。58年に及ぶがん治療の現場での経験で心のときめきほど免疫力や自然治癒力を高める要因はないからである。患者さんの多くが私の本を読んでいるので、わかっていますという頼もしい答えが返ってくることが多い。

一階は食養生と気の養生。食養生に関してはこれまた58年に及ぶ長い経験のなかで、万人向きの食養生というものはない。あるのは個人個人に向いた個性的な食養生だけであるとの確信から、食に対する自分の理念というものを育ててくれとすすめるのみである。

気の養生に関しては院内の道場で一週間に12種類の気功が30教室開催されているので、そのなかから自分に合った功法を一つでも二つでも身につけていただく。

最後は二階の部分である。西洋医学で何ができるのか。手術は？　抗がん剤は？　放射線は？　と検討していき、次いで中国医学で何ができるのか。漢方薬は？　鍼灸は？　とこれまた検討していくのである。それから先はホメオパシーは？　サプリメントは？　丸山ワクチンは？　と手を拡げていき、その患者さんに合った個性的な戦略を組み立てるのである。

これだけではたしかに人間という階層でまかないきれるので、小ホリスティックと言わざるを得ない。上の階層は下の階層を超えて含むという属性で全階層はつながっているので、素粒子から虚空までをしっかりと視野のなかに入れてこそ大ホリスティックということになるのではないだろうか。

次なるは唯識学説。繰り返しになるが、第一識から第五識までは一回的性格をもつ実体、個物の世界。第六識の意識で初めて場が登場する。心とは刻刻と変化する生命場の状況が脳細胞を通して外部に表現されたものと考えるならば、心の本質も生命場、そこで第六識を〈からだ〉〈こころ〉〈いのち〉が一体となった人間まるごととらえてしまったのである。しかし、まだ脳細胞という歴然たる個物を含んでいる。第八識の阿頼耶識に築かれる純粋な場の医学を大ホリスティック医学とするならば、まだかなりの距離がある。しかも個物の量から言えば、第七識の免疫力よりも劣っているのである。だから小ホリスティックと言わざるを得ないのである。

最後は生と死の統合である。生と死の統合をホリスティック医学の究極と位置付けてはいたが、まだまだ道半ばである。前述したように、ひと頃、戦友の旅立ちをかならず見送った経験から死後の世界の存在を確信できたことは大きい。それだからこそ自分の死の場面のイメージをいろいろ描くことはできた。講演でも常に話題にしているので患者さんの間での理解度もそれなりに進捗《しんちょく》しているにはちがいない。

また死後の世界にして、われらが故郷である虚空と親しむことも気功、なかんずく「新呼吸法『時空』」の普及、ＤＶＤ化（『白隠禅師の気功健康法』佼成出版社）によって進んでいるはずであるし、また2年に一度の中国は内蒙古自治区ホロンバイル大草原行きも一助となっているはずだ。

しかし、私の周囲で生と死の統合を果たして旅立っていく人が増えているとは思えない。昔に較べれば、戦友の旅立ちを見送るということが少なくなったためもあるが、著作や講演によって、生と死の統合をもっともっと啓発していかなくてはならないと思っているのである。このことに関してはまだまだ道半ばにも達してはいない。だから小ホリスティック医学なのである。

以上、大ホリスティック医学の三つの概念に照らして、私のこれまでのホリスティック医学がいかに小ホリスティックであったかをおわかりいただけたと思う。

7 ホリスティック医学の究極——生と死の統合

ホリスティック医学の究極は生と死の統合である。これはホリスティック医学に携わる者はすべからく自らの生と死を統合すべしという意味と、すべての患者さんができればこの世で生と死の統合を果たしてくれることをサポートするのがホリスティック医学であるという二つの意味を含んでいる。

ところで生と死の統合とは何か。生と死の統合とはあの世とこの世が一続きになることである。つまり、あの世とこの世が切れ目なく続き、一つのまとまりになるのである。死もまた人生のうちなら死後の世界も人生のうち。

そのためにはまず死という境界線を取り払うことだ。死を恐れたり忌み嫌っていたのでは駄目だ。わが死をしっかりと見すえて、死を手の内に入れることだ。しかし一定の方式はない。人それぞれだ。そこで見事に生と死を統合して旅立っていった4人の戦友たちを紹介しよう。

まずはわが太極拳の恩師である楊名時先生。恩師とはいっても、先生から太極拳を教えていただけたことは一度もない。ただひたすら酒を酌み交わしていただけである。ただし、この酒が尋常でない。月に3回。夕方の6時半から8時半までの2時間。これは春夏秋冬まったく変わりない。場所は先生のお宅の居間。雰囲気のよさは常に最高。2位以下に落ちたことがない。先生との呼吸がいつもぴたりと合っているのだ。

先生は他人の悪口を口にしたことは一度もない。それどころか怒り、嫌悪、侮蔑、嫉妬などのネガティブな感情はその気配すら現れない。テレビや新聞を賑《にぎ》わせている出来事も一切話題にならない。さりとて太極拳に関する話題も出なければ、孔孟や老荘といった古典の話も出ない。

だから帰宅してから今日は何を話したか思い出そうとしても何も出てこないのだ。楊名時先生の笑顔が浮かんでくるだけなのである。いやいや、それでいてじつに温かい気持ちになってくるのである。いま思うと、先生はこの時点ですでに生と死を統合されていたのではないだろうか。襟を正したくなるとはこのことだ。

そして病を得てからの先生は、「生きるも死ぬも、あるがまま」。この言葉通りの入院生活であった。自らの苦痛を訴えることもなければ、こちらが問うても、

「苦しいことは何もない」

という答えが返ってくるのが常であったし、何か入院生活を楽しんでいるような風情であった。

最期は急を告げられてやって来たお孫さんたちと握手。最後の一人と握手が済むと、予

定通りといった感じで旅立っていかれたのである。
「あぁ、楊名時先生は見事に生と死を統合されたなぁ」
と感嘆すること頻り。

次なるは70代の肺がんの男性。術後に再発し、何種類かの抗がん剤を用いるも抑え切れず、緩和ケアをすすめられるも、それならと気功に活路を求めて、わが病院に入院してきた患者さんである。毎朝、じつにいい笑顔で練功《れんこう》している。動作も伸び伸びしていて、希望に燃えているのが手に取るようにわかる。

じつはこの患者さんは私と同じ川越の出身である。生家もそれほど遠くなく、年齢にして7〜8歳、彼の方が先輩といったところか。話をしたことはないが、面識はあった。だから彼が嬉嬉《きき》として気功に励む姿を見て、同郷の誼《よし》みの分だけ余計にうれしかった。

しかし現実は厳しい。病勢はそれなりに進行していく。咳や痰も増え、夕刻になると微熱が出るといった症状の変化に彼自身が気づいた分、その笑顔に翳りが見え始め、気功道場にも足が遠のいていく。当然のことながら、病室での表情も入院当初に較べると暗い。

そんなある日の病棟回診。彼の病室に入ると、なんと彼の身辺に当初の明るさが戻って

いるのだ。はて？　と訝《いぶか》しむ私に向かって、
「あの中央通りの○○堂書店の隣に今川焼き屋さんがありましたよねぇ……」
と話しかけてきたのだ。それから毎日、回診のたびに古い川越の街の物語りが登場するのである。

誰かに似ていると思った。

あっ！　ジャン・ギャバンだ。

1937年製作のフランス映画「望郷」である（原題ペペ・ル・モコ、ジュリアン・デュヴィヴィエ監督、ジャン・ギャバン主演）。

舞台は、アルジェリアの首都アルジェ郊外。城砦《じょうさい》都市カスバがスラム化し、そこに国を追われた人々が住みついている。このカスバに、パリを追われたギャング、ペペ・ル・モコ（ジャン・ギャバン）が逃げ込み、住民を味方にボスとして君臨していたのである。

ペペはたまたまパリからやって来たギャビー（ミレーユ・バラン）にパリの香りを感じて望郷の念を募らせる。そして、パリの街の此処彼処が口を衝いて出るのである。

映画と同様にして、古き川越の街に望郷の念を募らせながら彼は少しずつ明るさを取り戻していく。

あぁ、彼もここに来て生と死を統合したなあと感じ出した、ある朝の回診。なんと彼はベッドの上に正座しているではないか。

「今日は一言お礼を述べたくて、こうしてお待ちしておりました。いやぁ、最後に本当にいい医療を受けさせていただきました。ありがとうございました」

その二日後に彼は旅立っていったのである。

三番手は私の竹馬の友、通称哲っちゃんの話である。私の生家は玩具商で、店は浄土宗の名刹蓮馨寺《れんけいじ》の敷地の中、門前通りの起点に位置している。その門前通りが東におよそ４００メートル延びて終点となるところに住居があった。住居も小さな荒物屋を営んでいた。

その荒物屋の西隣に時計屋さんがあり、そこが哲っちゃんの生家だった。哲っちゃんの誕生日が昭和10年10月12日、私のそれが昭和11年２月17日で、昭和17年の４月に小学校に入学した同級生である。前年の12月に勃発した太平洋戦争の終戦が昭和20年の８月。私たちが４年生のときであるから、物資窮乏のなかでの小学校時代ということになる。

そのような時代の然《しか》らしめるところか、小学校時代に二人で遊んだ記憶がない。それどころか小学校、中学校を通して同じクラスで机を並べたことがないのだから不思議だ。さらに彼は地元の商業高校に、私は都立高校に越境入学とますます縁遠くなる。

高校時代といえば一度だけ彼との接点があった。日曜日に名門川越女子高校を訪れたことがある。何のために訪れたかまったく記憶がないが、折しもここの体育館で県の柔道高校選手権が開かれていたのである。哲っちゃんが高校柔道界で鳴らしていることは仄聞していたので、もしやと思って入場してみたのである。ここで彼の勇姿に接したわけであるが声をかけなかったので、哲っちゃんは私に気づいてはいない。

高校を卒業すると哲っちゃんは某製薬会社に就職、のちに工場長まで上りつめるが、その間、共通の友人の計らいで一度か二度会ったような気がするが、これもまるで覚えてはいない。

ところが、哲っちゃんが突然私の病院の外来に現れたのである。二人ともに77歳。肺がんが進行して緩和ケアをすすめられたので、やって来たという。さっそく漢方薬を処方。きちんきちんと予約日になると現れる。2〜3回来院したところで、

「たまには一杯といきますか」

と言う。

地元では有名な割烹料理店に月に1回のペースで足を運ぶことになる。肝臓も傷めている彼の飲みっぷりは決してよくはないが、それでも楽しくて仕方がないという風情である。時には共通の友人や、わが病院の看護師なども加わって盛り上がることもある。まるで、積年の無沙汰《ぶさた》を一気に解消しようとするが如くにである。

　竹馬の友というものは格別なのか、一年を経過する頃にはすっかり打ち解けてしまい、「哲っちゃん」「良ちゃん」と呼び合うような固い友情に結ばれるようになる。しかし病状の方は裏腹に少しずつ進行し、酸素ボンベ付きの酒席と相成る。それでも哲っちゃんの喜びは相変わらずで、少しの翳りもない。

　さらに3か月ほど経った年の暮れに呼吸苦が高じて、哲っちゃんは緊急入院となる。しかし彼の気概は少しも衰えない。病室のベッドに落ち着くや否や、私に向かって、

「良ちゃん！
悪いけど、俺、先に行くからな。
いずれまた、向こうで会おう」

と来たものである。そして、それから数日して哲っちゃんは旅立っていった。

　それにしても彼の酒席での態度を考えると、私の病院に現れたときにはすでに生と死を

統合していたのではないだろうか。あの世での再会が楽しみだ。

もう一人のBさんは40代の女性。末期の卵巣がんで、私の病院にしばらく入院していた。毎週金曜日の私の講話が余程気に入ったと見えて、いつも一番前の席でにこにこして聴いてくれていた。金曜日の午後4時30分から30〜40分、気功道場で行われる講話で歴史はかなり古い。

話の内容はいろいろだが、どうしても虚空や死後の世界の話題が多くなる。なぜかわからないが、この話題への思い入れがことさら深い節が彼女の表情から窺えたものである。

小康を得て退院し、定期的に通院していたが、ある時からぱたりと姿を見せなくなる。講話のたびに彼女を思い出し心配しているところへ彼女からの手紙。やはり状態が悪化して通院がままならなくなり、私の病院で死ぬのもいいかなと思って再入院も考えたが、

「先生、私、ホスピスに行くことにしました。本当は病院でなく、家で死ねればと思いましたが、苦しんで家族に迷惑をかけたくないので、ホスピスを選びました」

と書いてある。

「私は先生もご存じのように、とても好奇心が強い人間なので、初めて行くホスピスが楽

しみでワクワクしています」

死を真正面に見すえながらも彼女の静かな心境を窺えて、あぁ、若いのに彼女は生と死を統合したなと感嘆すること頻り。

そして最後に、

「私が今、60代ぐらいまで生きたのであれば、きっとじたばたしないで死ねるでしょうが、40代では少し早いですよね。でも仕方ありません。

先生、宇宙のどこかできっとお会いしましょう。その日を楽しみにしています」

と結んである。

Bさんはホスピスに移って、間もなく亡くなったが、その報に接したとき、思わず、

「Bon Voyage（よい旅を!）」

と心から祈ったものである。

第3章

ホリスティック「がん治療」の戦略

1　最新医療においての「戦術」と「戦略」

まずは戦術、戦略そして作戦について考えてみよう。戦術は一つひとつの戦いの方法である。手術、放射線、化学療法、免疫療法、漢方薬、鍼灸、気功、食養生、各種心理療法、ホメオパシー、サプリメントなどである。

この戦術を二つ以上組み合わせて、いくさのはかりごと、すなわち計略としたのが戦略である。たとえば化学療法による免疫機能が低下するのを防ぐために漢方薬やサプリメントを併用したり、免疫能賦活を期待して漢方薬やサプリメントを合わせたり、これに不安や落ち込みを解消するためのホメオパシーを合わせ用いるようなものである。

さらに作戦となると、戦略単位以上の兵団のある期間にわたる対敵行動の総称をいう。つまり、戦略の集合体ということになる。

治療とは場の営み、場を制するのは戦略ということでこれまでも述べてきたが、一例を挙げると（27頁の図1）、まず家の土台は心の養生。この難局を乗り切るにはどのような心が要求されるか。58年を超えるがん治療の現場で確信したのが、免疫力や自然治癒力を高める最大の要因は心のときめきだということである。だからときめきのチャンスはかならず物にしてくれと私は言う。すると、ほとんどの患者さんが私の本を読んでいるので、「わかっています」という頼もしい答えが返ってくる。

しかし一方で、大きな病院で三大療法を受け、治療法が枯《こ》渇《かつ》してしまい、緩和ケアをすすめられた人たちが、「まだ自分は緩和ケアは早いのではないか。まだ、こうして歩けるし、食欲もあるし、新聞も読めるのにどうして緩和ケアなのか。帯津先生のところならまだ治療法があるのではないか」と言って私を訪ねてくる。代替療法に目を向ければエビデンス（科学的根拠）はともかく、可能性を秘めた方法はたくさんあるのではないか、とチャンスを求めて私の病院にやって来る患者さんたちですら、

「無理ですよ！　だって私はあちらの病院を出るとき、余命6か月と言われたのですよぉ。あれからすでに1か月経っていますから、余命5か月ですよぉ。ときめいてなんていられませんよぉ」

ということになる。だから、

「ときめきのチャンスは誰にも平等にやって来る。それをかならず摑んでください」

と実例を挙げながら説明して、やっとその気になっていただくのである。

次いで一階は食の養生と気の養生。

食の養生については、最初に病院食として取り上げたのが漢方粥。枸杞《くこ》の実、緑豆、小豆、薏苡《よくい》仁《にん》、木耳《きくらげ》など食物ながら漢方薬的性質をもったものの入ったお粥である。

二番手として取り上げたのが玄米菜食。患者さんたちの玄米菜食信仰に並々ならぬものを感じたからである。しばらくこの二つの食事療法の経緯を眺めているうちに、万人向き食養生というものはないのではないかと思うようになる。ただし、万人向きというものはなくても、その人に合った食養生はあるのではないかということで、食養生家の畏友、幕内秀夫さんに来ていただいて食の個人指導を始めたのである。

現在ではその個人指導も終えて、一人ひとりの患者さんに食に対する自分の理念、つまり俺はこれでいくという考え方を育てていくように説いている。

次なる気の養生ということになると、なんといっても気功である。気功は常にわがホリスティック医学の中核を成してきた。現在では12種類の功法が週に30回、わが道場で繰り広げられている。指導は数人の職員と患者会の世話人たちで手分けして行っている。

気功の効果についてのエビデンスということになると相変わらず乏しいと言わざるを得

ないが、気功の効果は日数の関数、つまり長く続ければ続けるほど効果が高くなるという感じは否めない。そして功法に優劣なし。自分に合った功法を一つ二つ身につけて欲しいとすすめている。

こうして家の土台と一階部分を養生で固めたあと、二階部分に移る。まずは西洋医学。手術ができるのか？　放射線は？　抗がん剤は？　と検討して、中国医学に移り、漢方薬は？　鍼灸は？　と検討する。そしてその他の代替療法に移って、ホメオパシーは？　サプリメントは？　丸山ワクチンは？　と検討する。そして最後は各種心理療法に及んで戦略が完成。これを実践していって、有効と判断すれば2か月ほどは退院後も続けていく。しかし、効果に疑問を感じたときは、その時点で戦略の見直しを行うのである。

2　直観――戦略決定のための最後の砦

ローマ時代を代表する名医ガレノスに端を発して、19世紀末のフランスの細菌学者ルイ・パスツール（Louis Pasteur　１８２２～１８９５）において頂点を極めた分析的医学に対して異を唱えたのが哲学者のＨ・ベルクソン（Henri-Louis Bergson　１８５９～１

941）である。

いくら分析を重ねても人間の本質はわからない。人間の本質を摑むのは直観であるというのである。この場合の直観は直観である。もう一つ、直感というのがあるが、少し意味が違う。また『広辞苑』で引いてみよう。

> ちょっかん【直感】説明や証明を経ないで、物事の真相を心でただちに感じ知ること。すぐさまの感じ。「――を働かす」「――的に知る」
>
> ちょっかん【直観】［哲］（intuition）一般に、感覚知覚の作用や判断・推理などの思惟作用の結果ではなく、精神が対象を直接に知的に把握する作用。直感ではなく直知であり、プラトンによるイデアの直観、フッサールの本質直観等。

こうしてみると、本質を知的に把握するという意味において、ベルクソンが言った直観は、やはり直観なのだ。それが証拠に哲学書ではすべて直観だ。

ホリスティック医学、いや医療そのものにしても、対象は人間まるごとすなわち人間の本質であるから、直観の果たす役割はきわめて大きい。まだ病院を開設して間もなくの頃、

Ｏ・リング（手の指の力による代替療法の診断法）の研修会に参加して一生懸命に勉強したものだ。そして、その成果を臨床に応用した初日。2～3人の患者さんの漢方薬処方をＯ・リングでしながら、これでは直観を磨くことがなくなってしまう。これはいけないと思って、Ｏ・リングをやめてしまったという経緯がある。考案された大村博士には申し訳ないと思ったが、医療人として直観を磨くことを優先したかったのだ。

また、かなり以前のことであるが、オックスフォード大学で開かれた統合医学に関するワークショップで、私が発表のなかで、「直観」という言葉を用いたところ、日本人の通訳さんが、これをインスピレーション（inspiration）と訳したので、違いますよ、イントゥイッション（intuition）ですよと訂正したことがある。そのあとの昼休みにイギリスの老医師が私の直観を絶賛してくれたのには感激したものである。

因みにインスピレーションとは「霊感」。

> れいかん**【霊感】**①神仏の霊妙な感応。また、神仏がのりうつったような不思議な働きをもつ感じ。おつげ。②（inspiration）人間の霊の微妙な作用による感応。心にぴんとくる不思議な感じ。「――が働く」
>
> （『広辞苑』）

少し違うようだ。

さらに『大漢語林』では

【直感】推理や経験によらず直接に感じること。直観。

【直観】＝直感。

となっている。ほかの見方もあるようだ。しかしイコールというのはいただけない。

もちろん直観があればエビデンスはどうでもよいというのではない。エビデンスはエビデンスとして十二分に尊重した上での直観である。私が日常的に直観を駆使して行っているのがホメオパシーの診断である。一般的には患者さんの病状と〈からだ〉〈こころ〉〈いのち〉のそれぞれの情報をコンピューターに入れて、候補として挙がってきたレメディ（ホメオパシー薬）の上位3種類くらいの中から一つ選択するのである。この選択の際に直観が物を言うことはまちがいない。

私自身の場合はコンピューターは使用しない。ベルクソンさながらに、まずは病状とさまざまな情報を俯《ふ》瞰《かん》して、2～3種類のレメディを直観で選び取るのである。次いでレパートリィ（Repertory 症候の事典）とマテリア・メディカ（Materia Medica 薬物事典）と首っ引きで直観の裏を取るのである。その過程自体が結構楽しみなものである。日々のホメオパシーの処方例はかなりの数に上るので、このこと自体が私の直観を磨くためにどれほど役立っているか計り知れないものがある。

最後にもう一つ予感というものがある。

よかん【予感】事をあらかじめ暗示的に感ずること。虫のしらせ。「――が当たる」「不吉な――」「春の――」

むしのしらせ【虫の知らせ】何の根拠もないが、何となくそのような気がすること。予感がすること。

（『広辞苑』）

私には、予感がわが故郷、虚空からの啓示に思えてならない。直観とは違った意味で大事にしていきたい。

3 帯津三敬病院のがん治療は、臓器だけが相手ではない

まずは医療と医学は別物であることを胆に銘じていただきたい。戦争にたとえれば戦いの最前線が医療なら、後方にあって最前線が必要とする武器や弾薬を届ける兵站部《へいたんぶ》、今風に言えばロジスティックスが医学なのである。

最前線は人間と人間のぶつかり合いである。臓器と臓器のぶつかり合いではない。だから医療を論ずる上で問題となるのは人間まるごとであって、一つの臓器、一つの部分ではない。がんのような〈からだ〉だけでなく〈こころ〉にも〈いのち〉にも深く関わった病を治すにはからだ（BODY）、こころ（MIND）、いのち（SPIRIT）が一体となった人間まるごとをそっくりそのままとらえるホリスティック医学を以て、これに当たらなければならないということで、今もってホリスティック医学を追い求めているが、医療となると、これはもともとホリスティックなのである。だからホリスティック医療とわざわざことわる必要はないのである。医療は医療なのである。

がん治療の現場に身を置いて58年。いつの頃からか、医療とは場の営みであると思うよ

うになってきた。前述したようにそれも患者さんを中心に家族や友人、そしてさまざまな医療者が織り成す場の営みなのだ。患者さんは言うまでもなく、すべての当事者が自らの内なる生命場のエネルギーを高めながら、他の当事者の内なる生命場にも思い遣ることによって、共有する場のエネルギーが高まってくる。すると……という具合に好循環が生まれ、医療という場のエネルギーが弥《いや》が上にも高まることによって患者さんは病を克服し、すべての当事者が癒されることになる。これが医療なのである。

　他の当事者の内なる生命場に思いを遣るということは、とりも直さず、そっと寄り添い合うことだ。なかんずく患者の場合は最優先事ではある。このことを端的に示しているのが、前述した『思想としての「医学概論」――いま「いのち」とどう向き合うか』である。

　１９４１年４月、医師は哲学を身につけなければならないという考えから、大阪帝国大学医学部に開設された「医学概論」なる講座の思想を現在の医療の原点に据えようという意図で書かれた本である。まずは、

> 儚《はかな》い、無価値の存在としての人間同士が互いに寄り添い合うための行為として医学や医療を位置づけ直せば、そこには必ずしも高度な技術が必要なわけではありません。

悲しみや苦しみがときに技術によって劇的に解消されることは否定しませんが、人間存在の根底にかかわる悲しみや苦しみは、結局相互的な行為のなかでしか癒されることはないからです。

と寄り添い合うことこそ医療の原点であると説いた上で、人が治るのは、

一、薬物や手術など物理化学的な治療による〝治し〟の効果
二、自然治癒力を喚起する〝癒し〟の効果
三、治療者と患者との〝関係性〟の効果

が統合された結果であると指摘している。

言い得て妙とはこのことだ。そして、治しを担当するのが西洋医学、癒しを担当するのが中国医学、ホメオパシーなどの代替療法と自らの力で自然治癒力の向上をはかる養生法《ようじょうほう》である。そして、この治しの医学と癒しの医学が統合されたものが統合医学（integrative medicine）である。ただ一口に統合といっても、単なる足し算ではなく、双方を一旦、

解体した上で、集め直して新しい体系をつくることであるから、これは並大抵のことではない。

さらに、統合医学に治療者と患者の関係性の効果が加わってホリスティック医学になるわけだが、これが最も並大抵でないのである。ただ寄り添い合う、こんな簡単なことができないのである。そして、その責任の大半は治療者なかんずく医師にある。長い長い医学の歴史のなかで培われた〝上から目線〟が邪魔をしているのである。

がん治療の現場があまりにも殺伐としているのを慨嘆して、医療という場に身を置く当事者のすべてが、互いの生きるかなしみを敬い合うことによって医療本来の温もりを取り戻そうではないかと提案して、すでに20年余《よ》になるが、ここに来て、かなり本来の温もりが戻って来ていることは確かだ。

治療者と患者との関係性の効果の高まりによるものである。しかし、医師の上から目線がなくなったわけではない。多少その角度は低下したと思うが、有ることは依然として有る。主治医との間の不協和音を訴える患者さんが相変わらず少なくはないのである。

関係性の効果の高まりは主として医療ソーシャルワーカーとリハビリテーションを担当する理学療法士と作業療法士によるものではないかと私は見ている。医療ソーシャルワーカーはホリスティック医学を遂行する上で、絶対に欠かせない存在である。なぜかというと、がん患者さんというものは心身の悩み以外に社会的、心理的、経済的な問題をかかえているものだからである。だから医師と看護師だけでは人間まるごとを手中に収めることができないので、医療ソーシャルワーカーの登場と相成るわけである。

わが病院のソーシャルワーカーは３名。いずれも若い男性である。３人が三様に朝から晩まで携帯電話を耳に当てて院内を走り回っているのを見ても、彼らの需要がいかに高いものであるかわかるというものである。

ここで医療ソーシャルワーカーの理解をより深めるために、わが病院のヘッドを務める長山康彦さんの言葉を紹介しよう。

> 医療ソーシャルワーカー（ＭＳＷ）とは、医療機関などにいる専門職で、患者さんやご家族を社会福祉の立場からサポートする人のことを指します。
>
> 病気や怪我をすると、経済的・心理的な問題や悩みがたくさん出てきます。そうした相談にのり、よりよい社会生活を送れるように一緒に考えていきます。
>
> たとえば、医療・社会福祉制度の活用方法の提案や地域の施設など社会資源の紹介、入

退院の調整など多岐にわたり、院内外の関係各所と連絡・調整を行っています。
医療ソーシャルワーカーになるための資格は必要ありませんが、最近ではほとんどの医療機関で、社会福祉士などの国家資格が採用の要件となっている場合が多いです。これは、その有資格者でしか行えない保険加算業務が新設されたためで、今まで以上に質の高い支援をするように求められていることの表れかと思います。

治療者と患者の関係性がよりダイナミックになったのではないだろうか。

リハビリテーションを担当する青年たちも寄り添い合う医療のエキスパートだ。自分の担当の患者さんにぴたりと寄り添っている。院内の廊下を歩くときもいっしょなら、二人並んで田圃《たんぼ》道《みち》を歩いている姿を私の部屋の窓から望見することも日常茶飯事になっている。

医療ソーシャルワーカーに理学療法士、作業療法士の皆さんの姿勢が他の医療者に与える影響には甚大なものがある。これからがますます楽しみになってくる。

4 最後まである「希望の灯」

うちの病院にも30床ほどの緩和ケア病棟がある。緩和ケアほどホリスティックなものはない。緩和ケアというと治療法が枯渇し治癒の可能性がなくなったが故に、死を受容して少しでも苦痛の少ない余生を得るためのものと思われがちだが、決してそうではない。希望の灯をかかげた、歴《れっき》としたナイスエイジングのうちなのだ。

老化と死とは大自然の摂理である。いくら抗ったって、どうなるものではない。それよりはこれを素直に受け容れることだ。受け容れながら、そのなかで、自らの魂を磨いていくことの日々がナイスエイジングなのだ。ナイスとはNice。ナイスガイのナイスである。ナイスガイとはただの〝いい奴〟ではない。そこには胸のすくような小気味好さを伴っているのである。

緩和ケアもナイスエイジングのうちなのだ。たとえ治療法が枯渇しようとも、来世をも視野の中に入れて、魂を磨いていくのが、すなわちナイスエイジングなのである。ここで緩和ケアの真っ只中にあってもナイスエイジングを遂行できる方法のいくつかについて触れてみたい。

まずは気功である。ほとんど寝たきりの状態でもできる気功がある。その筆頭は白隠禅《はくいんぜん》師《じ》の内観《ないかん》の法である。禅師の著作『夜船閑話《やせんかんな》』には次のようにある。

まず仰臥《ぎょうが》して目を瞑《つむ》り、かといって眠り込まずに、両脚を伸ばし強く踏《ふ》み揃《そろ》え、呼気とともに臍下《せいか》丹田《たんでん》から腰脚足心《ようきゃくそくしん》にかけて気を充すようにするのである。それから時々呼気に合わせて次のように観想してみるがよい。

①わがこの気海丹田・腰脚足心こそは
本来の自己である。

②わがこの気海丹田・腰脚足心こそは
自分の故郷である。

③わがこの気海丹田・腰脚足心こそは
自分の心であり、浄土である。

④わがこの気海丹田・腰脚足心こそは
自分の体の中にある阿弥陀仏《あみだぶつ》である。

（詳しくは拙著『白隠禅師の気功健康法』第3章「内観の法」を参照してください）

これなら誰だってできる。

歩行ができる人なら、院内の気功道場に出向いていただく。ここでは元極学《げんきょくがく》のような瞑想に近い静功《せいこう》から楊名時太極拳のような動功《どうこう》まで、12種類の功法が犇《ひし》めいているので、かならず自分に合った功法に巡り合うはずだ。瞑想も大変だという人は、道場の中に身を置いてリラックスしているだけで、人々の練功によって高まった道場の気をいただくことができるというものだ。

それから「ビワ温灸」（１８６頁参照）も盛んに行われている。病棟で行われているのは温灸器を使う方法である。遠赤外線の熱で、ビワ葉のエキスを蒸気化する装置があり、それを患部や重要な経穴《けいけつ》などに当てる。専任の人が病室をラウンドして丁寧に行っている。効果としては、ビワの葉に含まれるアミグダリンという成分が代謝を活発にし、免疫力を高めるといわれている。また血行をよくし、筋肉の凝りをほぐし、胃腸の働きを整えることによって痛みのコントロールにも顕著な効果がある。

ホメオパシーも有力な方法である。まずは小さなピルを口内で溶かすという手法が緩和ケアにはもってこいの方法である。肝転移による肝腫大や腹膜播種《ふくまくはしゅ》による通過障害や腹水の貯留などによる摂食障害の患者さんにも用いることができるからである。

さらに心理的作用ということにかけては他の医学の追随を許さぬものがある。たとえば、死の恐怖に対してはアコナイト、アルセニクム、ヌックス・ボミカ、フォスフォラスなどのレメディが犇めいているのが心強い。

いずれにしても緩和ケアもナイスエイジングのうちであると肝に銘ずれば、ケアの質が限りなく向上していくのではないだろうか。

5 ホスピタリティ——心のケア

いつの頃からか、治したり癒したりするのは方便《ほうべん》であって、医療の本質はいかに患者さんに接するかというホスピタリティにあるように思えてきた。そのきっかけは畏友、青木新門さんの名著『納棺夫日記』（文春文庫、１９９６年）にある。

末期患者には、激励は酷で、善意は悲しい、説法も言葉もいらない。

きれいな青空のような瞳をした、すきとおった風のような人が、側にいるだけでいい。

きれいな青空のような瞳をした、すきとおった風のような人とはホスピタリティの権化《ごんげ》のような人のことではないだろうか。

この本を手にしたのはもう20年以上も前のことであるが、病院の朝礼で紹介したところ、朝礼が済むや否や総師長がこの本を50冊ほど買い込んで看護科の職員全体に配ったのにはおどろいたし、さすがはプロ！　と感心したものである。

それにしても相手の心の奥に秘められた琴線に触れてこそのホスピタリティである。そして琴線は換言すれば人間の本性とも言える。そこで、ひと頃、人間の本性を求め続けた時期がある。

まずは、講演の帰路に空港や新幹線の駅にあるレストランで一人杯《はい》を傾けながら旅情に浸ったものである。そこには家族や友人そして患者さんなど自分自身を含めて、その来し方行く末が登場する。その来し方行く末に思いを馳《は》せていると、漂う旅情の底にかなしみが横たわっていることに気づいたのである。さらに、このかなしみは人間の本性と深く関わっているような気がしてきたのである。

そして、このことを確かめるべく、人間を観察することにしたのである。何処で観察したのか、それは街のお蕎麦屋《そばや》さんでである。都内での講演や会合の帰路、まだ陽のあるうちに一人杯を傾けるのが好きなのである。陽のあるうちはまだ居酒屋さんは開いてはいない。そこでお蕎麦屋さんである。お蕎麦屋さんはさしてかまってくれないのに頼めば何でも速やかにやってくれるところが好きなのだ。

そして陽のあるうちのお蕎麦屋さんには、ほかにも一人で杯を傾けている人が少なからずいるものだ。いずれも律儀なサラリーマン風。外での商談を済ませて、会社に帰る途次《とじ》に立ち寄ったという風情である。

こちらも一人だから、彼らを観察しながら杯を傾けていて気がついたのである。彼らの肩のあたりに例外なく哀愁《あいしゅう》が漂っているのである。そうか人間の本性はかなしみだったのだ。何が故に。そこで山田太一さんの『生きるかなしみ』を繙《ひもと》いてみたのである。

そこには生きるかなしみをテーマにしたエッセイや短編小説が15ほど収められている。いずれも日本人のものである。そして編者の山田太一さんが序文の中で生きるかなしみについて解説しているのである。曰く。

癌やエイズを克服したからといって永遠に生きるものではない。仮に生きたとしても幸せかどうかは分からない。（中略）

「生きるかなしみ」とは特別のことをいうのではない。人が生きていること、それだけでどんな生にもかなしみがつきまとう。「悲しみ」「哀しみ」時によって色合いの差はあるけれど、生きているということは、かなしい。いじらしく哀しい時もいたましく悲しい時も、主調底音は「無力」である。ほんとうに人間に出来ることなどたかが知れている。偶然ひとつで何事もなかったり、不幸のどん底に落ちたりしてしまう。一寸先は闇である。

人間無力であるが故のかなしみだという。

そして最後に登場する水上勉さんは、人間誰もが孤独なる旅人、孤独なる旅人なるが故のかなしみだという。人間は虚空から只一人、この地球にやって来て何十年か過ごしたあと再び只一人で虚空に帰っていく旅人である。旅人は旅情を抱いて生きている。旅情とは喜びと悲しみ、ときめきとさびしさなどの錯綜するしみじみとした旅の想いだが、その根底にかなしみが横たわっている。

だから人間の本性はかなしみ。生きとし生けるもの誰もがかなしみを抱いているのである。だとしたら、自らの生きるかなしみを慈しみ、相手の生きるかなしみを敬って生きようではないか。そうすれば医療も永らく忘れていた本来の温もりを取り戻すであろうし、凋落著しい地球の自然治癒力も回復して美しい地球が取り戻せるのではないかと提唱して20年余。医療のなかにわずかだが本来の温もりが回復してきたと見るのは医者の欲目だろうか。

いずれにしても医療の基本は当事者同士、なかんずく医師と患者が寄り添い合うことにある。往往にして見られるように、医師の側に上から目線があったのでは寄り添い合うことは不可能だ。上から目線を消し去るためには互いが戦友の間柄にならなければならない。そのためにも互いの生きるかなしみを敬い合うことは不可欠だ。

さらに、患者さんというものは往往にして医療問題だけではなく、社会的、経済的あるいは心理的な悩みを抱いているものだ。こうした場合、医師や看護師だけでは手に余ることは必定。寄り添い合おうとしても両者の間に隙間ができてしまう。この隙間を埋めてくれるのが誰であろう、ソーシャルワーカーなのである。だから、ホリスティック医学にはなくてはならない存在であることは先述した通りである。

Part 2

帯津三敬病院「がん治療」の実際

第1章 がん治療の現場

がん治療では従来三本柱といわれる治療法があります。
ここでは、「外科治療」「抗悪性腫瘍薬」「放射線治療」に加えて、
第四の柱と期待される「免疫療法」について記します。
「放射線治療」のみ、埼玉医科大学名誉教授
町田喜久雄先生にご執筆いただきました。
なお、帯津三敬病院では、「免疫療法」を
希望される患者さんに専門のクリニックを紹介しています。

1　外科治療

もう40年以上も前の話である。当時、私は東京都立駒込病院の外科で、食道がんの手術に明け暮れ精を出していた。もともと感染症の専門病院であった駒込病院が、東京都のがんセンターの役割を担って再出発をしたのが１９７５年の４月。

新装成った病院で全国から集められた医師の誰もが、自分たちの手でがんを克服してみせるぞとの意気込みで毎日の臨床に励んでいたものである。その上、私の専門の食道がんの手術となると、こういう経緯《いきさつ》がある。私が外科医に成り立ての頃は食道がんの手術といえば、それは大変な手術であった。手術時間は７〜８時間。出血量も多く、かならずといって輸血のお世話になったものである。執刀は教授がもっぱらで、私たちは下働きに徹していた。

術後の合併症も多く、まだ集中治療室（ＩＣＵ）などが普及していない時代で、大部屋の片隅に設《しつら》えた酸素テントの中で、私たちも患者さんといっしょに四苦八苦したものである。それが駒込病院では、手術時間は５〜６時間に短縮。出血量も見違えるように少なく、輸血なしも珍しくはない。そして術直後は当時、日本一と称えられた集中治療室で痒《かゆ》いところへ手が届くような術後管理である。

皆さん、術後４日目には生気を取り戻して一般病棟へ帰っていったものである。私たちも意気軒昂として仕事に励んでいたものであるが、そんななかでの一齣《ひとこま》である。患者さんは有名な音楽家のＭさん。私が執刀して、なんのトラブルもなく集中治療室で３日目の朝を迎える。

患者さんはそれまでと打って変わって人心地《ひとごこち》のついた表情だ。ああ順調にいっているなと安心して包帯交換を始めると、

「先生さあ……」

と話しかけてくる。

「はい。何でしょう？」

と問うと、

「これはひどい手術だねえ……」

ときたものである。たしかに食道がんの手術というのは、まず右胸を開けて食道がんを摘出し、次に腹部を開けて胃袋を形成して、頸部まで届くようにして、最後は左側頸部を

開いて、ここで頭側の食道と胃を吻合するのであるから、満身創痍《まんしんそうい》とはこのことである。

さらに続けて、

「……先生。自分が食道がんになったとして、この手術を受けますか？……」

と言う。当時は私はたしか40代。

「ああ、受けますよぉ……迷わずにその時点での最高の治療を受けますよぉ……」

そのときとしてはまったく偽らぬ心境である。彼は苦笑しながら、

「……そうかなあ……」

と半信半疑の風情である。

これが現在の話だったらどうだろう。84歳にして、満身創痍で集中治療室に横たわっている自分を想像するのはたしかに気が進まない。できれば御免蒙《こうむ》りたいものである。Mさんの手を叩いて喜ぶ姿が見えるようである。

西洋医学の限界を感じて、中西医結合のがん治療を旗印にした病院を郷里の川越に開いてからも、世間は私を歴とした外科医と見ていてくれたようだ。中西医結合によるがん治療などという看板にはお構いもなく手術が必要な患者さんが押し寄せてくる。救急車で搬送されてきて、すぐに緊急手術という例も少なくはない。同じ東大第三外科出身の副院長

と2人で毎日おおわらわ。手術というものは外科医が2人で十分。どんな手術でも可能だ。その上、この副院長の手術が上手なので、東大病院でも都立駒込病院でも味わえない、第一線の病院の忙しさを経験したものである。

しかし、旗印が旗印なので、中国医学の勉強も忙しくなり、近くに埼玉医科大学総合医療センターの開院もあって、手術の忙しさは少し落ち着いて、副院長が中心に腕を揮《ふる》うようになり、私自身は手術から少しずつ遠ざかるようになっていく。

副院長が医院開業のために病院を去ったあとも、後任の外科医たちによって消化器外科の伝統はしっかり守られていくが、私自身は中西医結合からホリスティック医学の道に分け入るにつれ、ますます手術室から離れていき、ついには外科医を返上するほどになる。

もちろん外科手術もホリスティック医学を支える重要な分野であることはまちがいないが、がんの手術のように高度な技術を要求されるような領域はこれに専念するプロ中のプロの手にかかるのが理想的で、その都度、患者さんの希望を尊重しながら、専門家の手を借りることにしている。

乳がんについては優秀な専門家がうちのスタッフの中にいるので、すべてをその裁量にお任せし、消化器がんなど、その他は近くの埼玉医科大学総合医療センターや私の古巣の東京都立駒込病院などにお願いすることにしている。そして、術後の再発予防については、ホリスティックな戦略に委ねることになる。

何度も述べてきた通り、戦略は複数の戦術の上に成り立っている。物を言うのはレベルの高い戦略ではあるが、一つひとつの戦術も高いレベルが要求されるのである。だから外科医は多少ホリスティックに疎《うと》くてもよい。誰よりも手術が上手ならいいのである。

2 抗悪性腫瘍薬

抗悪性腫瘍薬《こうあくせいしゅようやく》には、次のＡＢＣの三つがある。

臨床の現場では、私たち古い外科医は経験上、Ａの殺細胞性《さっさいぼうせい》抗悪性腫瘍薬のことを抗がん剤とか化学療法剤と呼んで、Ｂのホルモン療法薬とＣの分子標的《ぶんしひょうてき》治療薬とは一線を画しがちであるが、抗悪性腫瘍薬として定義するとこのような分類になるようだ。

Ａ 殺細胞性抗悪性腫瘍薬

一般に抗がん剤とか化学療法剤と呼ばれているものである。

〈アルキル化薬〉 DNAをアルキル化し、DNAの複製を阻害する。エンドキサン。テモダールなど。

〈代謝拮抗薬《たいしゃきっこうやく》〉 核酸《かくさん》合成などを阻害する。メソトレキセート。アリムタ。5FU。フルツロン。ゼローダ、ユーエフティ。ティーエスワン。ジェムザール。ロンサーフなど。

〈抗腫瘍性抗生物質《こうせいぶっしつ》〉 微生物により産出され、抗腫瘍活性をもつ。マイトマイシン。ブレオ。ペプレオなど。

〈微小管阻害薬《びしょうかんそがいやく》〉 細胞分裂の際に重要な役割を果たす微小管を阻害する。オンコビン。ナベルビン。タキソール。アブラキサン。ハラヴェンなど。

〈白金製剤《はっきんせいざい》〉 DNA合成を阻害する。ランダ。パラプラチン。アクプラ。エルプラットなど。

〈トポイソメラーゼ阻害薬〉 細胞分裂の際に重要な役割を果たす酵素トポイソメラーゼを阻害する。トポテシン。カンプト。ハイカムチン。アドリアシン。ドキシル。ラステットなど。

B ホルモン療法薬

体内のホルモン環境を変化させ、あるいはホルモンの働きを阻害することで、ホルモン依存性の腫瘍細胞（乳がんや前立腺がんなど）を抑制する。

〈アロマターゼ阻害薬〉アロマターゼ阻害によるエストロゲン生成抑制。閉経後ホルモン受容体陽性乳がんの標準治療薬。アリミデックス。アロマシン。フェマーラなど。

〈抗エストロゲン薬〉選択的エストロゲン受容体モジュレーター。ノルバデックス。フェアストン。フェソロデックスなど。

〈抗アンドロゲン薬〉アンドロゲン受容体に結合し、アンドロゲンの作用を阻害。オダイン。カソデックス。イクスタンジ。プロスタール。ザイティガなど。

〈プロゲステロン〉エストロゲン分泌抑制など。ヒスロンH《エイチ》。

〈エストラジオール〉エストラジオールとナイトロジェンマスタードの化合物。エストラサイト。プロセキソールなど。

〈G《ジー》n《エヌ》R《アール》H《エイチ》アゴニスト〉ゴナドトロピン分泌を抑制し、卵巣からの女性ホルモン分泌や精巣からの男性ホルモン分泌を抑制。ゾラデックス。リュープリン。ゴナックスなど。

C 分子標的治療薬

〈モノクローナル抗体〉 いわゆる抗体薬。最も攻撃力を持つ一種類の抗体（モノクローナル抗体）を利用した医薬品である。

アービタックス（大腸がん。頭頸部がん）
ハーセプチン（乳がん）。パージェタ（乳がん）
アバスチン（大腸がん。肺がん。乳がん）
サイラムザ（胃がん。肺がん。大腸がん。肝がん）
リツキサン（悪性リンパ腫。慢性リンパ性白血病）など。

〈免疫チェックポイント阻害薬〉

オプジーボ（悪性黒色腫《こくしょくしゅ》。肺がん。腎がん）
キイトルーダ（悪性黒色腫。肺がん。ホジキンリンパ腫）
ヤーボイ（悪性黒色腫。腎がん）

〈小分子化合物〉 がん細胞と結合する力を保ったまま医薬のサイズを小さくした分子標的薬である。小分子化の狙いは低コスト化である。

タイケルブ（乳がん）。グリベック（慢性骨髄性白血病《まんせいこつずいせいはっけつびょう》）。ネクサバール（腎がん。肝がん。甲状腺がん）。スーテント（腎がん。膵神経内分泌腫瘍《すいしんけいないぶんぴつしゅよう》）。スチバーガ（大腸がん。肝がん）。ベルケイド（多発性骨髄腫）。アレセンサ（肺がん）。アフィニトール（腎がん。乳がん）。イブランス（乳がん）。

（『今日の治療薬・2020』浦部晶夫・島田和幸・川合眞一編、南江堂、2020年より）

実際、他の病院で、がんと診断された人が私の病院にやって来るというケースが後を絶たない。セカンドオピニオンということで主治医の紹介状を持参する人もいれば、まったく何も持たずに来る人も少なくない。そして、セカンドオピニオンといっても患者さん自身の肚《はら》は決まっているのがほとんどだ。

たとえば乳がんと診断された女性。手術と術後の化学療法を提案されたが、できれば受けたくないという。手術と化学療法のどちらも受けたくないという人もいれば、手術はいいけれど化学療法は受けたくないという人もいる。ところが、化学療法はいいけれど手術は受けたくないという人はまず皆無と言ってよいだろう。嫌われ度からいくと化学療法の方が上なのだ。

紹介状があってもなくても、とにかく診察をする。そして、私の意見を述べる。遠隔転移のない場合は、まずは手術をすすめる。乳がんの場合はそれほど侵襲《しんしゅう》の大きい手術ではない上に術後のトラブルも至って少ない。一週間、悪い夢を見たと思えばいいのですよとすすめるが、女性の場合はもっと情緒的なものが絡んでいるようだ。そう簡単には、うんとは言わない。

次いで多いのは手術は受けてもいいけれど、化学療法はどうしても嫌だと言う。化学療法の取捨は手術の際の所見にもよるし、よしんば化学療法の適応と決まっても、手術さえしてあれば、その場になって断ることもできますよと宥《なだ》めたりするが、それでも釈然としないのだ。

たしかに化学療法、正確に言うと殺細胞性抗悪性腫瘍薬を私自身もあまり好きではない。前にも述べたように、医療の本質は患者さんが、たとえ病のなかにあっても、人間としての尊厳を保ち続けることをサポートすることにある、という観点に基づけば、化学療法ほど人間としての尊厳を引き裂くものはない。嘔気《おうき》、倦怠感《けんたいかん》など内面的な副作用はともかくも、外面だけでも脱毛、肌の荒れ、羸痩《るいそう》など、見る見る生気が失われてくるからだ。治療前に精悍《せいかん》だった人ほど、その落差が痛々しいのである。

もちろん、化学療法は対がん戦略のなかで重要な戦術の一つである。おさおさ軽視してはならないことはわかっているのである。しかしいつかは廃《すた》れなければならない治療法ではある。そして、人間としての尊厳を引き裂くということでは外科手術も同じである。いくら治療のためとはいえ、他人《ひと》様《さま》の体を切り刻むなんて方法はこれもいずれは廃れなければならないだろう。

そこへいくと、Ｂのホルモン療法薬とＣの分子標的治療薬は一歩前進である。化学療法剤に較べて副作用は穏やかである。特に分子標的薬の前途は明るい。しかし、オプジーボやキイトルーダのような免疫チェックポイント阻害薬は分子標的薬というよりも免疫療法薬である。本来は免疫療法の戦略の一環として活用されるべきものだろう。こちらの前途も明るいことにはちがいない。

ところで、病状の進行に勢いがあるとき、その出鼻をくじくことができるのは、なんといっても化学療法である。だから、そのようなケースでは私自身、患者さんに化学療法を熱心にすすめることがある。

要するに、その患者さんに最適な戦略を組み立てて、これを二人して遂行していくということに尽きるのである。そのためには二人の心が一つにならなければならない。だから患者さんがどうしても嫌だという治療法は取り上げるわけにはいかないのだ。因みに患者さんが嫌う治療法となると手術と化学療法がその双璧である。

そのような場合は、提案すべきははっきりと提案しながらも、患者さんに、

「主人公はあくまでもあなたご自身なのですから、最終的にはあなたの取捨選択を尊重します。今日この場で決めなくてもいいですから、ご家族とよく相談して、決まったらお知らせください。あらためて、その決定を重視して戦略を組み立てますから」

と言うことにしているのである。

3　放射線治療

帯津三敬病院、埼玉医科大学名誉教授　町田喜久雄

放射線治療とは、放射線を用いてがん治療を行う方法で、外科手術、薬物療法とともに、がん治療の三本柱の一つです。

がん細胞の根絶を目指した治療（根治治療）から、がんの骨転移による疼痛《とうつう》のコントロ

ール（対症療法）などまで広く使われています。また、外科手術や薬物療法と併用することもしばしばです。

担当する医師は、放射線治療専門医です。それに医学物理士、診療放射線技師、看護師などがチームをつくって、患者さんのために働いています。

最も使用される装置は超高圧X線（あるいはβ《ベータ》線）を照射するライナックです。最近では、がん病巣に的確に照射するために、CTを応用して、強度変調放射線治療や定位放射線治療が行われています。いろいろな形のがん病巣に放射線を効率よく集め、周囲の正常組織を守るための方法です。

時には手術中に照射することもあります（術中照射）。

陽子線治療は、巨大な装置で陽子を発生させ、がんに照射し治療する方法です。陽子線はエネルギーによって人体のある深さで最も吸収されることを利用する治療です。しかしコストや技術的な問題もあります。

高線量率密封小線源治療は、線源のイリジウム192（Ir-192）のγ《ガンマ》線を利用して、がん治療を行う方法です。アプリケーター装置をあらかじめ子宮腔、気管支、食道、胆管などの腔内に入れておき、そこへ線源を送り込むのが腔内照射です。膣、舌、前立腺、乳腺などの組織に細い管を刺入し、イリジウム１９２線源を送り込むのが組織内照射です。

また、がんの骨転移で痛みの強い患者には、放射性医薬品のストロンチウム89（Sr-89）や塩化ラジウム（Ra-223）静脈注射があります。前者はβ線、後者はα《アルファ》線を利用します。

高齢化社会で最近増加している前立腺がんには、ヨード１２５（I-125）の密封小線源を前立腺に埋め込む方法も行われています。半減期は60日でβ線を利用するので、周囲に放射線が漏れず安心です。先進国では盛んに行われています。

甲状腺がんの治療には、ヨウ素１３１（I-131）による治療が以前から行われてきました。なお、がんではありませんが、バセドー病の治療でも、I-131が内服使用されます。アメリカのブッシュ元大統領（父）もこの治療を受けました。この場合はがん治療よりずっと少ない量です。

4　免疫療法とは何か

免《めん》はまぬかれること。疫《えき》は流行病であるから、免疫とは二度目の疫病から免れるという意味である。免疫療法の開祖はイギリスのエドワード・ジェンナー（Edward Jenner １７４９〜１８２３）である。彼は当時「不治の病」として恐れられていた天然痘を予防する牛痘《ぎゅうとう》接種法（種痘《しゅとう》）を初めて開発したことによって、後に「近代免疫学の父」と称えられている。

天然痘の原因は天然痘ウイルス。ジェンナーが生まれた18世紀のヨーロッパでも、毎年20万人から60万人が命を落としたといわれるほどの恐るべき病であったが、一方で、「天然痘は一度かかったら二度とはかからない。だから、かかっても運よく治癒すれば、あとは安心だ」という噂も人々の間に広まっていたらしい。

その上、牛がかかる天然痘を牛痘というが、乳搾りの女性たちがよく牛痘にかかるのである。ところが人間の場合はごく軽症で済むのと、牛痘にかかると、あの恐ろしい天然痘にかからなくなるという噂を信じて、彼女たちは少しも牛痘を恐れていないという事実に注目したジェンナーがあらかじめ、牛痘のうみを接種することによって天然痘にかからなくなるという世界で初めての免疫療法を開発したのである。その結果、約２００年後の１９８０年にＷＨＯが天然痘の根絶を宣言するに至るのだから、ジェンナーの功績はあまりにも偉大である。今なら間違いなくノーベル賞ものだ。

ここで現在考えられている免疫のメカニズムを紹介しよう（『新・現代免疫物語「抗体医薬」と「自然免疫」の驚異』岸本忠三・中嶋彰著、講談社ブルーバックス、２００９年、参考）。

まずは自然免疫である。免疫細胞であるマクロファージが体内に侵入した病原体と遭遇した際、最初にとる行動は、病原体センサーを使って病原体の正体を見極めることである。そして病原体の正体を知って、これを捕らえると、病原体の本性に応じた情報伝達分子を周囲に放出する。情報伝達分子は免疫系のメッセンジャー。近辺にいたマクロファージや樹状細胞《じゅじょうさいぼう》などの免疫細胞の群れは、情報伝達分子によって外敵の侵入を知らされると〝逮捕現場〟にかけつけて、病原体を食い殺し始める。そして、呼び集められた免疫細胞も情報伝達分子を放出し始める。このためあたりは、さながら情報伝達分子の海と化す。

次いで、マクロファージの仲間の樹状細胞が食いちぎった病原体の断片を持って、免疫の司令塔、ヘルパーＴリンパ球のもとに行き、抗原提示をする。こうしてようやく獲得免疫の出番が訪れる。しかし、獲得免疫は、ただ病原体の断片をヘルパーＴリンパ球が見ただけでは発動しない。ある条件を満たす必要がある。

獲得免疫が動き出す条件とは抗原提示に先がけて、病原体センサーによって病原体を感知して興奮状態となった樹状細胞が、インターロイキン6やインターロイキン12、ＴＮＦなどの情報伝達分子を放出し、ヘルパーＴリンパ球を活性化しておくことなのである。この条件を満たして、初めてヘルパーＴリンパ球は、迎撃戦の提示と命令をＢリンパ球などに与える。するとＢリンパ球は抗体を作り出し、Ｂリンパ球から放出された抗体は病原体に向かって進み、先端部を使って病原体を捕らえる。ということで獲得免疫が完成するのである。

さらにもう一つ、獲得免疫を語る上で欠かせないリンパ球がある。キラーＴリンパ球である。これは文字通り殺戮《さつりく》細胞。不幸にもウイルスにとりつかれた細胞を殺していく。ヘルパーＴリンパ球はＢリンパ球だけでなくキラーＴリンパ球にも指示を与えるのである。

これで免疫五人衆が全員揃ったことになる。すなわち、抗体、Ｂ細胞（Ｂリンパ球）、ヘルパーＴ細胞（ヘルパーＴリンパ球）、キラーＴ細胞（キラーＴリンパ球）、マクロファージである。

こうしてみると自然免疫は獲得免疫を始動させるための引き金でもあり、免疫システムを働かせるために欠かせない基盤でもあることがわかる。

以上が生体に備わった免疫の働きの基本であり、その免疫の働きを高めるための方法が免疫療法ということになる。

5 がん免疫療法の歩み

畏友、星野泰三医師（プルミエールクリニック院長）によると、

がん免疫治療の歴史は１８９０年代にさかのぼります。米国の外科医であり、がんの研究家でもあったウィリアム・コーリー氏が、がん患者さんに細菌を投与し、それによって患者さん自身の免疫細胞を活発にすることで、がんを小さくする治療法を開発したことに始まります。

（『新生ペプチドとビックリする がん免疫新薬の力』、青月社）

ということで、以来のがん免疫治療の歩みを5世代に分けている。すなわち、

第1世代：免疫賦《めんえきふ》活剤《かつざい》（ＢＣＧ、丸山ワクチンなど）

第２世代：サイトカイン治療（インターフェロン、インターロイキンなど）
第３世代：活性化リンパ球治療（ＮＫ細胞治療）
第４世代：樹状細胞ワクチン治療
第５世代：免疫チェックポイント阻害剤

である。

〈BCG〉 Bacille de Calmette et Guérin

カルメット・ゲラン菌。永年人工培養して無害としたウシ型結核菌。その細胞壁の骨格成分（ＣＷＳ：Cell Wall Skeleton）に強い免疫増強効果があることがわかった。しかし、ＣＷＳが患者の症状によって効果を発揮したり、発揮しなかったりして、統計上、有意な効用が見えてこなかったのが一因で、ＣＷＳは医薬品として承認を得るには至っていない。

結核患者にはがんになる人が少ないという伝承もあって、１９７０年代から１９８０年代にかけて、ＢＣＧ療法に対して世界の研究者たちの熱い視線が送られたが、長期間にわたって無作為対照試験で有意の延命効果が現れず、ＢＣＧブームは終焉《しゅうえん》を迎えたという。

たしかに結核患者にはがんになる人が少ないという事実は、恐らくは結核患者の体内に侵入した結核菌が自然免疫を刺激して、患者のがんに対する免疫の力が強まっていたが故と理解されている。

しかし、ＢＣＧ療法がすべてその効用を否定されたわけではなく、膀胱がんの術後の補助療法としては広く用いられている。

〈丸山ワクチン〉

日本医科大学の元学長、丸山千里先生（１９０１〜１９９２）が作ったツベルクリン由来のワクチン。成分はヒト型結核菌の液状抽出物で主成分はアラビノマンナンという多糖類で、ＣＷＳと同類とみなされている。

効果が限定的であるという理由で、医薬品としては承認されず、現在も「有償治験薬」と位置付けられているが、患者さんの間での人気は相変わらず高いものがある。

私自身も対がん戦略の一環として多用し、有効であった例を何例も経験しているが、何よりも廉価で副作用が皆無であるところが好い。患者さんからの要望があれば使用するに決して吝《やぶさ》かではない。

〈サイトカイン治療〉

サイトカイン（Cytokine 生理活性物質。情報伝達分子）とは細胞から分泌されるたんぱく質で、特定の細胞に情報や命令を伝える生体分子のことで、主に免疫細胞と免疫細胞の間で伝令の役割を果たしている。情報伝達分子は標的の細胞にたどりつくと細胞表面にある受容体と結合、情報を受け取った細胞はさまざまな生理的な営みを体内で始める。

ここにきて、突然、わが内なる生命場が浮かんできたのである。そしてサイトカインの一つひとつが生命場を整えることによって免疫の働きを高めているように思えてきたのである。免疫系を〝場〟の営みとしてとらえたのは多田富雄先生である。もう一度、多田先生の本から引用したい。

> 免疫系というのはこのようにして、単一の細胞が分化する際、場に応じて多様化し、まずひとつの流動的なシステムを構成することから始まる。それから更に起こる多様化と機能獲得の際の決定因子は、まさしく「自己」という場への適応である。「自己」に適応し、「自己」に言及《リファー》しながら、新たな「自己」というシステムを作り出す。

> この「自己」は成立の過程で次々に変容する。（中略）こうした「自己」の変容に言及《リファー》しながら、このシステムは終生自己組織化を続ける。それが免疫系成立の原則である。
>
> （『免疫の意味論』青土社）

代表的なサイトカインを挙げよう。

インターフェロン：ウイルス感染の阻止作用をもつ糖たんぱく質で、一時、抗がん剤の有力候補として注目されたことがある。

インターロイキン４、インターロイキン６：主として免疫応答の調節のためにリンパ球やマクロファージが分泌するペプチド・たんぱく質の総称で、特に４と６はアレルギーと深い関係がある。

ＴＮＦ：腫瘍壊死《えし》因子。

〈活性化リンパ球治療〉

がん患者からリンパ球のＴ細胞を採取し、体外で増殖させて攻撃力を高めたあと、体に戻すという、いわゆる養子免疫療法である。

発案者は、米国立がん研究所を拠点に長年、がん免疫治療の分野で活躍した大物研究者のS・ローゼンバーグである。もう20年以上も前のことであるが、彼の養子免疫療法について仄聞したとき、これでがんは克服できるぞと胸がときめいたものである。

〈樹状細胞ワクチン治療〉

免疫システムの要といわれるくらい重要な細胞である樹状細胞は、１９７３年にロックフェラー大学教授のラルフ・スタインマン氏によって発見された。従来はマクロファージの仲間とみなされていたが、抗原提示の能力が特に大きいところから、最近ではマクロファージとは別種の免疫細胞と考えられている。そして、血液中を循環しながら、組織に生《せい》着《ちゃく》すると、細い木の枝のような突起を出し入れするのでこの名がある。

また、前述したように免疫には自然免疫（非特異的免疫）と獲得免疫（特異的免疫）があり、自然免疫は体内に細菌、ウイルス、がん細胞などの非自己を発見すると速やかにこれを攻撃する反応で、それを担当するのは顆粒球《かりゅうきゅう》、ＮＫ細胞、マクロファージそして樹状細胞である。

一方、自然免疫の攻撃をうまく逃れた病原体やがん細胞に対しては別の攻撃部隊がこれに襲いかかる。これが獲得免疫で、T細胞、B細胞、各種サイトカインそして抗体などが担当する。樹状細胞は、この自然免疫と獲得免疫を橋渡しする重要な役目を担っている。

樹状細胞ワクチン治療に使用する樹状細胞は患者さんの血液から単球を採り出して作製する。なぜなら樹状細胞は血液中にはごく微量しかないので採取が困難だからである。単球は白血球の一種で運動と食作用が旺盛。血中および組織内に見いだされる、やや大型の単核細胞で、マクロファージに移行するとされる。この単球からの培養は、1996年、世界に先がけて、国立感染症研究所の赤川清子氏により発見されたもので、この培養によって得られた十分な樹状細胞を、手術などで取り出したがん細胞の断片（いわゆるペプチド）と〝お見合い〟をさせ、樹状細胞がその相手の顔つきをしっかりと覚えた頃を見はからって、患者さんの体内に戻すのである。これが樹状細胞ワクチン治療である。

この樹状細胞ワクチン治療では決して忘れることのできない患者さんがいる。当時62歳の男性。胃がんの患者さんである。次のような経過をたどった。

2003年8月　がん専門病院で手術。
　　胃《い》亜《あ》全摘《ぜんてき》。腹部大動脈に沿ったリンパ節に転移を認める。

11月　化学療法。有効。
2004年12月　CTで転移巣増大。
化学療法を変更。ハスミワクチン開始。
2005年1月　本クリニック初診。
漢方薬開始（黄耆《おうぎ》、女貞子《じょていし》、白朮《びゃくじゅつ》、寄生《きせい》、霊芝《れいし》、薏苡米《よくいまい》）。
化学療法続行。CEA（腫瘍マーカー）やや下降。気功も開始。
5月　CEAさらに下降。
6月　体調良好にて本人の希望で化学療法中止。
11月　CEA上昇で化学療法再開をすすめられるも希望せず。
漢方薬変更（竜葵《りゅうき》、蛇苺《じゃばい》、玉金《ぎょくきん》、当帰《とうき》、丹参《たんじん》、白花蛇舌草《びゃっかじゃぜつそう》）。
合わせてスーパーオリマックス（173頁参照）開始。
12月　左鎖骨上にリンパ節転移。
2006年2月　活性化リンパ球治療。
リンパ節転移も少しずつ縮小。CEAも下降傾向。
2007年1月　CEA上昇。リンパ節増大。

2月　樹状細胞ワクチン治療開始。
6月　リンパ節転移縮小。ＣＥＡ下降。
8月　リンパ節転移消失。ＣＥＡ正常値。
10月　ＣＥＡ正常値。全身のＰＥＴ検査も集積《しゅうせき》なし。

見事な生還である。その後も時々、私の講演会場で、これほどの大病をしたとはとても思えない颯爽《さっそう》とした彼と行き合い、うれしくなったものである。

〈免疫チェックポイント阻害剤〉

全身性エリテマトーデス、シェーグレン症候群、関節リウマチ、橋本病などのいわゆる自己免疫疾患は免疫系の暴走によって起こるといわれている。もともと免疫系にはアクセルとブレーキが備わっていて、そのバランスが崩れることが原因である。ところがこのブレーキを悪用して、免疫系の攻撃を躱《かわ》しているのががん細胞なのだ。

このブレーキのことをチェックポイント（check point 検問所）と呼び、これを外して免疫の働きを最大限に活用しようというのが免疫チェックポイント阻害剤である。

代表的なものは次の三種である。

・ヤーボイ（Yervoy／イピリムマブ）

制御性《せいぎょせい》Ｔ細胞の表面にある免疫チェックポイント分子、ＣＴＬＡ－４に対するヒト型モノクローナル抗体。世界初の免疫チェックポイント阻害剤。強い副作用を伴う。それはヤーボイの働きによって制御性Ｔ細胞の営みが封じられると、免疫細胞が激しく腸管組織を攻撃する結果、下痢や腹痛が起きるのである。

・オプジーボ（Opdivo／ニボルマブ）

キラーＴ細胞の表面にある免疫チェックポイント分子、ＰＤ－１に対する抗体医薬。抗ＰＤ－１抗体。ヤーボイのような腸管の副作用はない。発見者の本庶佑《ほんじょたすく》特別教授（京都大学）がノーベル賞を受賞したことで有名。

・キイトルーダ（Keytruda／ペムブロリズマブ）

同じく抗ＰＤ－１抗体。

〈抗体医学〉

抗体を利用した医薬品。がん細胞の表面にある分子（がん抗原）を抗体で捕らえて、がん細胞を殺すのである。がん細胞と正常の細胞を識別する能力のない抗がん剤と違って、がん細胞だけを標的とするので、副作用を軽減できるという利点がある。乳がんに対するハーセプチン、悪性リンパ腫に対するリツキサン、血管新生を阻害するアバスチンなどが活躍している。

以上、主としてがん治療における免疫療法について述べてみたが、抗がん剤、放射線、手術というこれまでの三大療法に較べてみると実績はまだまだである。しかし、三大療法がそれぞれ問題をかかえていることを斟酌《しんしゃく》すれば、免疫療法の可能性はまちがいなく大きい。医学が場の医学へ、そして霊性の医学へと歩を進めていくにつれて、免疫療法が大輪の花を咲かせる日も、そう遠くはないと思っている。

【参考文献】

①『現代免疫物語——花粉症や移植が教える生命の不思議』岸本忠三・中嶋彰著、講談社ブルーバックス、２００７年

②『新・現代免疫物語　「抗体医薬」と「自然免疫」の驚異』岸本忠三・中嶋彰著、講談社ブルーバックス、２００９年

③『現代免疫物語beyond　免疫が挑むがんと難病』岸本忠三・中嶋彰著、講談社ブルーバックス、２０１６年

④『新生ペプチドと　ビックリする　がん免疫新薬の力』星野泰三著、青月社、２０１６年

⑤『がんのプレシジョン免疫学——最適化治療への指針』星野泰三・吉田朋子著、東邦出版、２０１７年

⑥『ゲノム時代のがん治療』星野泰三・吉田朋子著、青月社、２０１９年

第2章
帯津三敬病院の代替療法

現在、帯津三敬病院で受けられる代替療法について記します。

「漢方薬」「気功」「太極拳」「食事療法」「ホメオパシー」

「サプリメント」については、帯津良一が執筆しました。

「心理カウンセリング」「イメージ療法」「鍼灸治療」「ビワ温灸」

「アロマテラピー」「音楽療法」については、
院内で各療法を担当する専門家にご執筆いただきました。

1 漢方薬

漢方薬の診断治療体系を〝弁証論治〟という。患者さんのあらゆる症状体質に対して総合的に分析し、ある証候《しょうこう》に弁別《べんべつ》することを弁証といい、弁証の基礎に立って治療処置を決定することを論治という。

私の考えでは、証とは内なる生命場の歪みのベクトルである。反対方向にその量だけ押し込んで、ベクトルをなくすことが論治である。かくして漢方薬もまた場《ば》の医学ということになる。

私の漢方薬の師匠は１９８０年に初めての訪中の際に知り合った李岩《りがん》先生である。当時は北京市がんセンターの漢方薬部門のヘッドを務めていたが、その後、新設になった中日友好医院の初代副院長に転出。１９８２年に中西医結合のがん治療を旗印にかかげた帯津三敬病院が発足すると、何回も来日して、私たちに漢方薬のがん治療について伝授してくれたのである。

まず、がんの原因を、

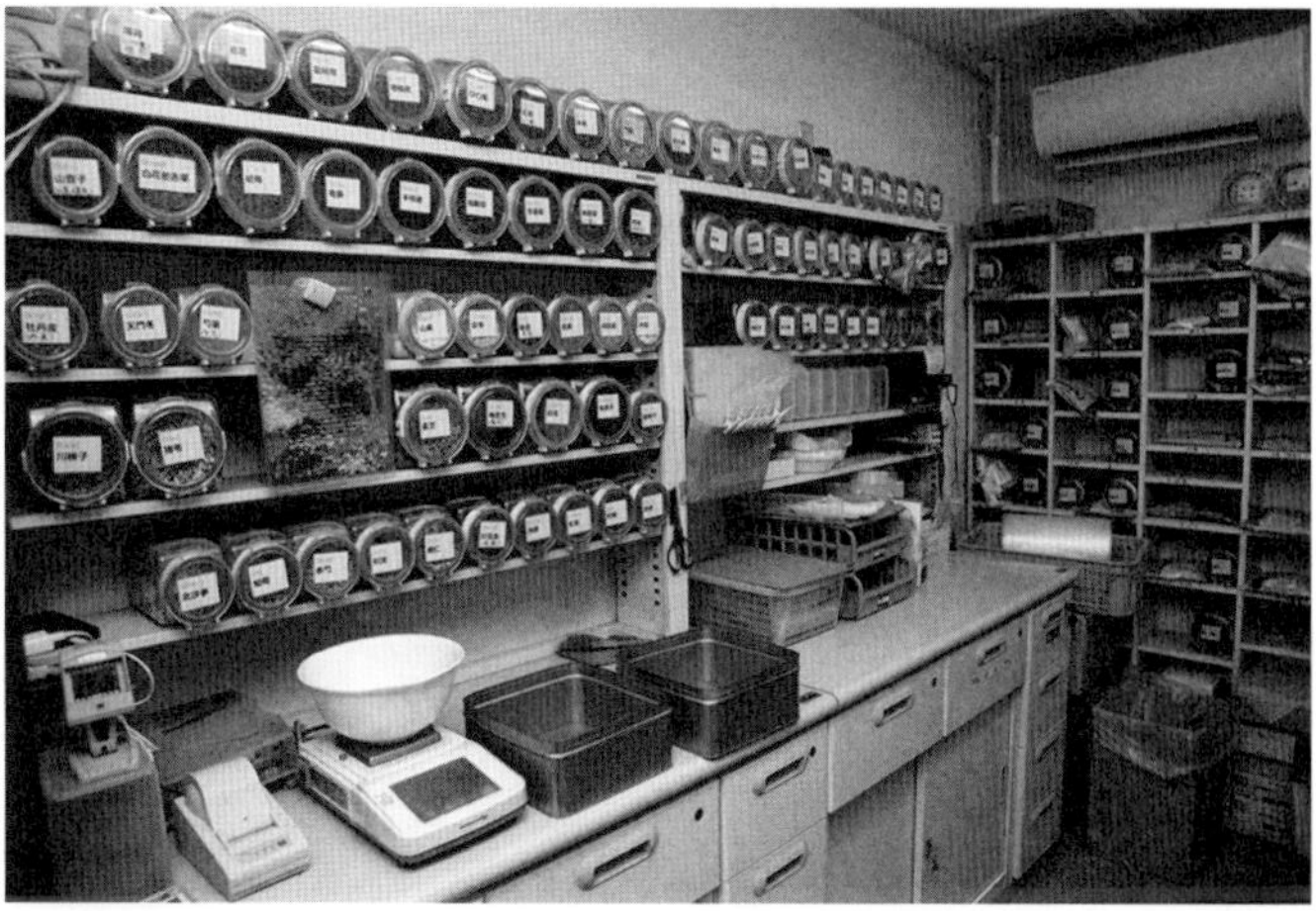

生薬の入ったケースが数多く並ぶ薬局の調剤室。漢方薬特有のにおいが立ち込める（取材協力：あやめ薬局）

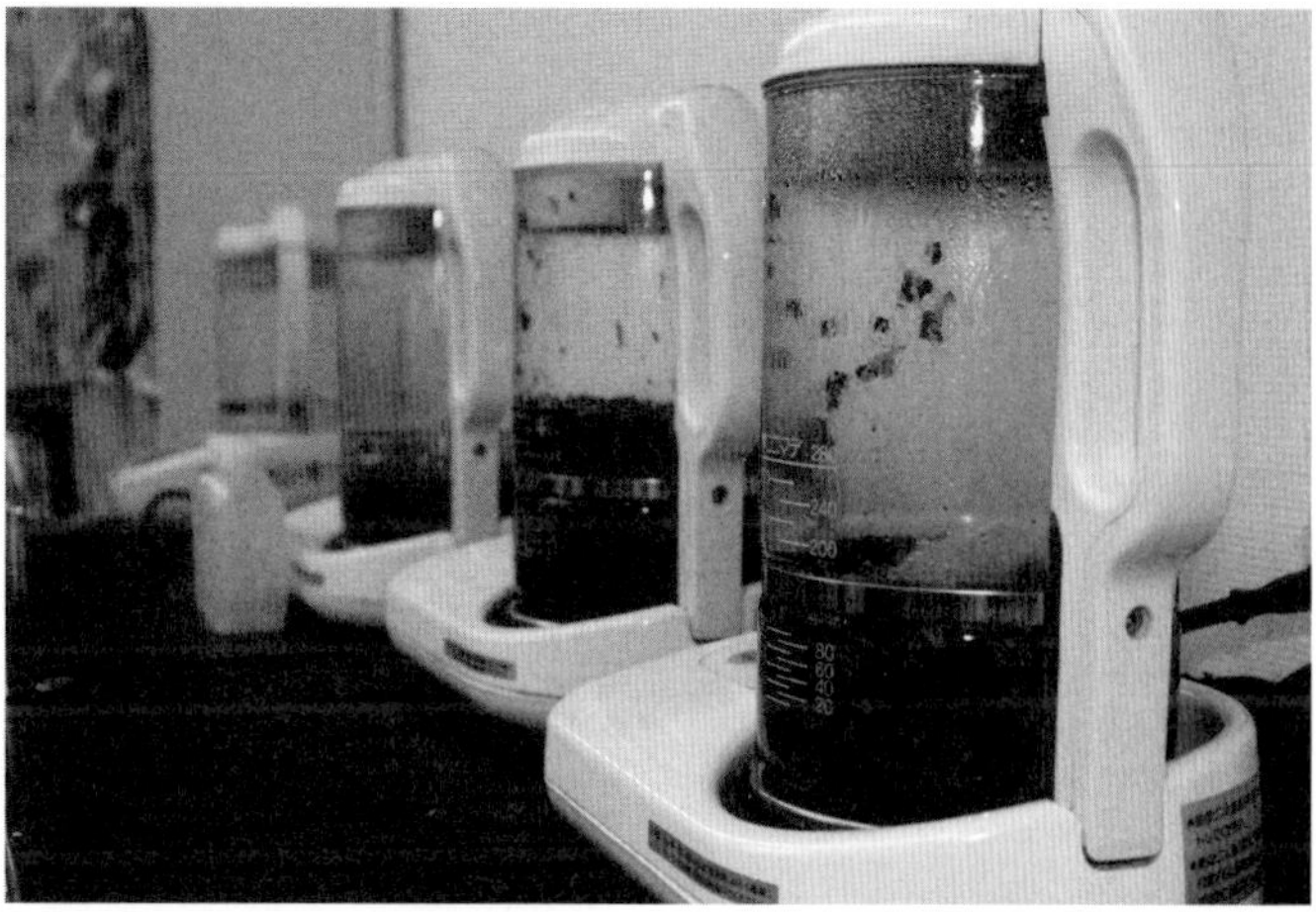

専用の器具を使い、漢方薬を煮出す。入院患者さんには煮出した薬液が処方される（写真提供：帯津三敬病院）

①熱毒《ねつどく》：熱気の偏勝《へんしょう》によって毒となる
②血瘀《けつお》：血液の瘀滞《おたい》
③痰凝《たんぎょう》：水湿《すいしつ》の凝滞《ぎょうたい》
④正虚《せいきょ》：正気の不足

の四つの病機《びょうき》に求め、それぞれの治療法として、

①清熱解毒法《せいねつげどくほう》：熱を下げ痛みをとる方法
②活血化瘀法《かっけつかおほう》：血流のうっ滞をとりさる方法
③軟堅散結法《なんけんさんけつほう》：堅い部分をほぐして軟らかくする方法
④扶正培本法《ふせいばいほんほう》：正気を補って抵抗力を高める方法

の四法をこれに当てている

①清熱解毒法

〈湯方処方例〉

白花蛇舌草《びゃっかじゃぜつそう》　10g　山豆根《さんずこん》　5g
金銀花《きんぎんか》　10g　白毛藤《はくもうとう》　10g

黄芩《おうごん》　5g　青蒿《せいこう》　5g
白花蛇舌草（アカネ科フタバムグラの全草）
山豆根（マメ科コウズコンの根）
金銀花（スイカズラ科スイカズラの花蕾《つぼみ》）
白毛藤（ナス科ヒヨドリジョウゴの全草）
黄芩（シソ科コガネバナの周皮を除いた根）
青蒿（キク科カワラニンジンの全草）

〈エキス剤〉
黄連解《おうれんげ》毒湯《どくとう》
白虎加《びゃっこか》人参湯《にんじんとう》

②活血化瘀法

〈湯方処方例〉
丹参《たんじん》　10g　莪朮《がじゅつ》　5g

赤芍《せきしゃく》 10g　紫根《しこん》 5g
紅花《こうか》 5g　白毛藤 10g

丹参（シソ科タンジンの根）
莪朮（ショウガ科ガジュツの根茎）
赤芍（ボタン科シャクヤクの根）
紫根（ムラサキ科ムラサキの根）
紅花（キク科ベニバナの花冠《かかん》）
白毛藤（ナス科ヒヨドリジョウゴの全草）

〈エキス剤〉
桂枝茯苓丸《けいしぶくりょうがん》
桃核承気湯《とうかくじょうきとう》

③軟堅散結法

〈湯方処方例〉

魚腥草《ぎょせいそう》　10g　瓜蒌《かろ》　15g
白姜蚕《びゃくきょうさん》　7g　夏枯草《かごそう》　10g
露蜂房《ろほうぼう》　5g　牡蠣《ぼれい》　10g

魚腥草（ドクダミ科ドクダミの全草）
瓜蒌（ウリ科シナカラスウリ）
白姜蚕（白僵菌《びゃっきょうきん》に感染して死んだ蚕《かいこ》）
夏枯草（シソ科ウツボクサの花序と花穂《かすい》）
露蜂房（アシナガ蜂、スズメ蜂の巣）
牡蠣（カキ科カキの貝殻）

〈エキス剤〉
五積散《ごしゃくさん》
麻杏薏甘湯《まきょうよっかんとう》

④扶正培本法

〈湯方処方例〉

黄耆《おうぎ》　15g　女貞子《じょていし》　15g
霊芝《れいし》　10g　薏苡米《よくいまい》　15g
寄生《きせい》　10g　白朮《びゃくじゅつ》　7g

黄耆（マメ科キバナオウギの根）
女貞子（モクセイ科トウネズミモチの果実）
霊芝（サルノコシカケ科マンネンダケ）
薏苡米（イネ科ハトムギの種皮を除いた種子）
寄生（ヤドリギ科ヤドリギの枝葉）
白朮（キク科オオバナオケラの根茎）

〈エキス剤〉
補中益気湯《ほちゅうえっきとう》
十全大補湯《じゅうぜんたいほとう》

以上、漢方薬治療の基本中の基本について述べてみた。実際には多くの生薬を駆使した縦横無尽な処方が対がん戦略の一翼《いちよく》を担っているのである。

また、長い歴史のなかで弁証のほかに、どのがんにはどの生薬を、というような弁病《べんびょう》の世界も拡がりを見せてきている。そのいくつかを紹介すると、次のようになる。

・肺がん（半枝蓮《はんしれん》）・乳がん（夏枯草）
・食道がん（竜葵《りゅうき》）・胃がん（白花蛇舌草）
・肝がん（半枝蓮）・腎がん（冬虫夏草《とうちゅうかそう》）
・前立腺がん（仙鶴草《せんかくそう》）・子宮体がん（女貞子）
・子宮頸がん（竜葵）・骨肉腫（補骨脂《ほこつし》）
・脳腫瘍（夏枯草）

場の医学としての漢方薬の将来は広大無辺と言えよう。

2 気功

気功は中国古来の養生法である。もともとは導引吐納法《どういんとのうほう》と呼ばれていた。導引とは

『荘子《そうじ》』にある、

導氣《どうき》令和《れいわ》（気《き》を導いて和《わ》せしめ）
引体《いんたい》令柔《れいじゅう》（体《からだ》を引いて柔《じゅう》せしむ）

が語源といわれている。

気とは大は宇宙から小は私たちの体の細胞の一つひとつにまで遍《あまね》く存在する生命の根源物質とされているが、いまだ科学的に解明されてはいない。過不足ない量の気が体内を円滑に流れている状態が健康。量に過不足が生じたり、流れに滞りが生じた場合を病としている。そして気の流れる路《みち》を経絡《けいらく》と呼んでいる。

だから『荘子』の文章は、

「適量の気を体内に導いて円滑に循環させ、
体をゆり動かして経絡を伸び伸びさせる」

ということになる。そして、吐納法とは文字通り、呼吸法のことである。

かくして、中国古代に端を発した導引吐納法は長い中国の歴史とともに時を刻むなかで多くの流派を生み出していくが、新生中国の養生法として確立するには多少の難があるとして、当時、北戴河《ほくたいが》気功療養院《りょうよういん》の院長をしていた劉貴珍《りゅうきちん》氏が『気功療法実践《きこうりょうほうじっせん》』なる著をあらわして、「気功」という名称で統一することを提案したのである。

　そのときの気功の定義は、

「正気《せいき》を養うことを主たる目的とする自己鍛錬法《たんれんほう》」

というものであった。この名称と定義がすんなりと世に受け容れられて、今ではすっかり定着してしまったのである。

　気功には内気《ないき》功《こう》と外気《がいき》功《こう》がある。劉貴珍氏の定義にある自己鍛錬法が内気功。長い間内気功の修練を積むことによって内気が高まり、手掌《しゅしょう》などからクライアントに向かって気を発してクライアントの内気を高めようとするのが外気功である。

　そして、内気功のうちで動きの少ないものを静功《せいこう》、動きの多いものを動功《どうこう》というがこの境界はそれほど定かではない。いずれにしても気功の基本は調身《ちょうしん》、調息《ちょうそく》、調心《ちょうしん》のいわゆる〝三要《さんよう》〟である。

　調身：姿勢をととのえることで、その基本は上虚下実《じょうきょかじつ》。上半身の力が抜けて、下半身すなわち臍下《せいか》丹田《たんでん》、腰脚足心《ようきゃくそくしん》に力が漲っている状態。

調息：息をととのえることで、その基本は呼主吸従《こしゅきゅうじゅう》。呼気《こき》に気持ちを込めること。
調心：心をととのえることで、基本は心をどこにも留めないことである。沢庵和尚《たくあんおしょう》の〝不動智《ふどうち》〟、すなわち心は四方八方、右左と自由に動きながら、一つの物、一つの事には決してとらわれない心である。

要約すれば、調身と調心によって身体と心のあらまほしき状態をつくることによって体内の内部エネルギーを高め、調息によって自律神経のバランスの回復をはかるとともにエントロピーを捨てることによって、身心の秩序性を向上させることになるのである。

また、気功にはじつに多くの種類がある。どのくらいの種類があるか定かではないが、功法に優劣なし。自分に合った功法を楽しみながら、心を込めて行えば、それがあなたにとって最高の功法ということになる。

そして気功の熟達は日数の関数である。昔、病院を開設して間もなくの頃は、しばしば上海市立気功研究所を訪れたものである。当時の研究所はまさに梁山泊《りょうざんぱく》、気功の達人がごろごろしていた。稽古場で彼らの練習風景を眺めていると、そのうちの誰彼がやって来て、俺の技を見てくれないかと言う。そして、私の前で自分の得意の功法を披露してくれる。いずれその道の達人ばかりである。私としてはまさに感動また感動。

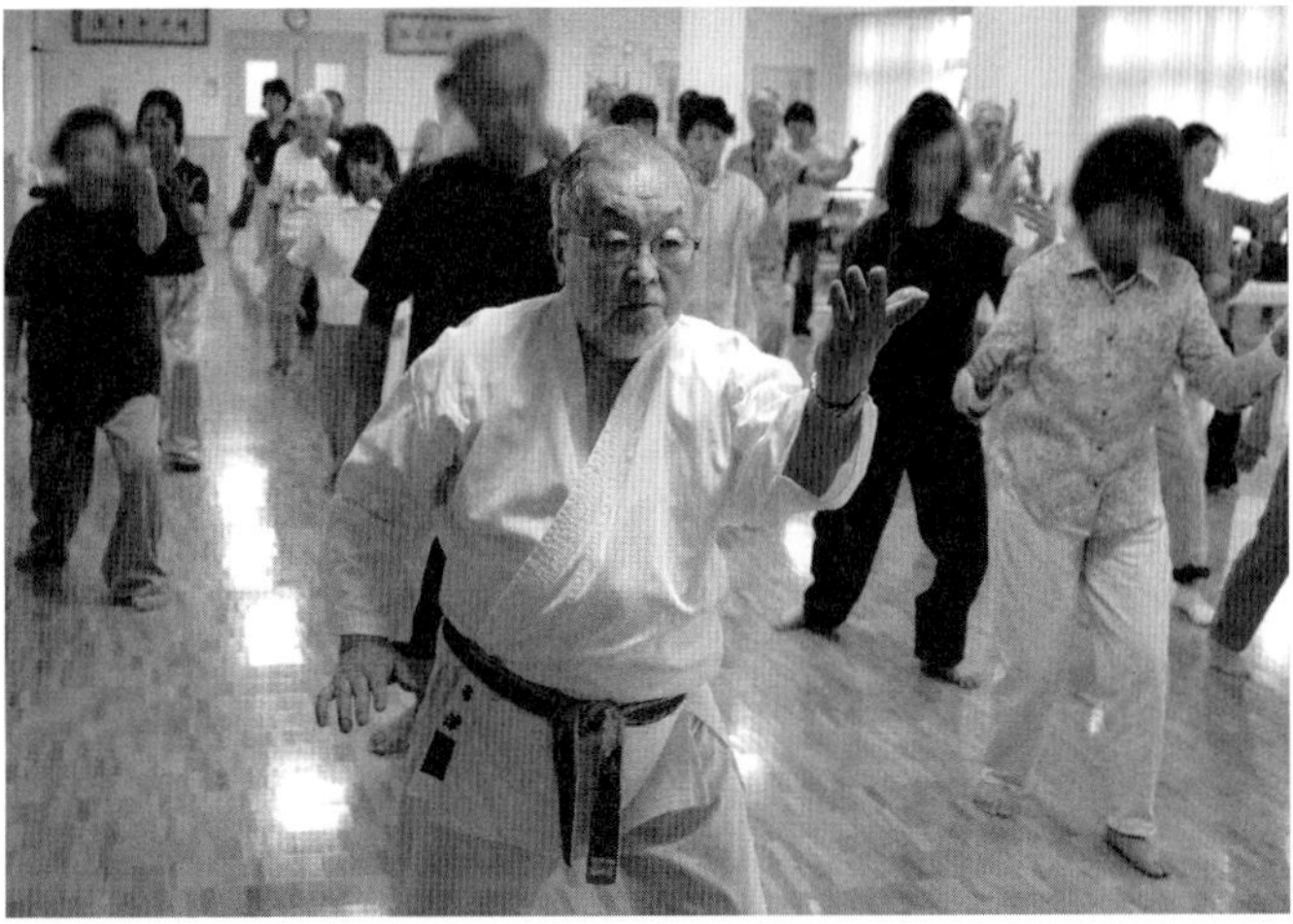

院内の気功道場では12種類の気功が週に30教室開かれている。写真は「楊名時太極拳」の様子（写真提供：帯津三敬病院）

経験年数を尋ねると、異口同音に40年という。そうか気功は40年やって一人前なのだと讃嘆《さんたん》すること頻り。そんななかでわが病院の気功道場で、皆さんを前に、40年はつべこべ言わずにやって欲しいと檄《げき》を飛ばしたのも懐かしき思い出である。ならば40年やらないと意味がないのかというと決してそうではない。宮本武蔵《みやもとむさし》が『五輪書《ごりんのしょ》』で言う、

「千里の道もひと足宛《ずつ》はこぶなり」

である。一日一日が大事なのである。

ところで、わが病院の気功道場では12種類の気功が週に30教室開かれている。すなわち楊名時太極拳《ようめいじたいきょくけん》、八段錦《はちだんきん》、智能功《ちのうこう》、宮廷《きゅうてい》21式呼吸健康法、簡化外丹功《かんかがいたんこう》、郭林《かくりん》

新気功《しんきこう》、太極五行功《たいきょくごぎょうこう》、内養功《ないようこう》、元極学《げんきょくがく》、そして新呼吸法「時空《じくう》」、調和道丹田呼吸法《ちょうわどうたんでんこきゅうほう》、放松功《ほうしょうこう》である。指導は7人の職員が分担。そのほか20年の歴史、200人の会員を有する「患者会」も大いに練功《れんこう》に励み、後進の指導に当たっている。

また外気功については希望者のみに不肖《ふしょう》、私が施術しているが、決して大上段に振りかぶるのではなく、坦坦と心を込めて行っている。

3 太極拳

病院開設時の気功道場はわずかに畳にして24畳。功法は楊名時太極拳、八光流柔術《はっこうりゅうじゅうじゅつ》、調和道丹田呼吸法の3功法。1982年といえば、まだ気功の知名度は低く、道場にはいつもかんこ鳥が鳴いていた。

そこで一計《いっけい》を案じて、楊名時太極拳を中心に据えた「三学修養会《さんがくしゅうようかい》」なる健康法の会を発足させたのである。当時、楊名時太極拳に励んでいた家内の稚子《わかこ》が楊名時先生のお許しをいただいて指導を担当。三学とは佐藤一斎《さとういっさい》の『言志四録《げんししろく》』にある少《わか》くして学べば則《すなわ》ち壮にして為《な》すあり。
壮にして学べば則ち老いて衰えず。
老いて学べば則ち死して朽ちず。

を陽明学《ようめいがく》で著名な安岡正篤《やすおかまさひろ》先生が「三学」と名付けたのをお借りしたわけである。

これは当たった。患者さんだけではなく広く健康法に関心がある人々が集まってきて、気功道場の賑わいと活気を高める原動力となったことはまちがいない。

やがて三学修養会は「楊名時太極拳21世紀養生塾」を経て、「帯津良一『場《ば》』の養生塾」に発展し、わが道場の人気プログラムの一つになっている。「場」については場の医学にして、わが畢生《ひっせい》のテーマであるホリスティック医学からの借用である。

もちろん楊名時太極拳は気功としての要素をすべて持ち合わせている。すなわち、「気功」の項で述べている〝三要〟である。

調身：上虚下実
調息：呼主吸従
調心：不動智

によって内部エネルギーを捨てることによって身心の秩序性を高めることに貢献しているのである。

その上に武術としての要素が加わって、その養生法としての存在意義を弥が上にも高めているのである。それは原穴《げんけつ》の刺激と套路《とうろ》のダイナミズムである。

◆1◆ 原穴の刺激

武術である以上、一挙手一投足が攻撃か防禦の形になっていて、そのために手首と足首はフル回転して大いに力を発揮することになる。

この手首と足首は経穴のなかでも最も重要な経穴である〝原穴〟が配置されている。原とは、十二経の根本になる臍下《せいか》腎間《じんかん》の動気《どうき》を指したものといわれていて、原穴とはこの原気を高める経穴のことであり、原気の不足しているときは、この原穴を用いて自然治癒力を増大させるのである。原穴はまた、臓腑《ぞうふ》の病の際に、かならず反応の現れるところで、その主治穴《しゅちけつ》であるといわれている。

手首と足首にそれぞれ六穴《ろっけつ》ずつある原穴を列挙してみる。

〈手首〉

合谷《ごうこく》（大腸経《だいちょうけい》）　太淵《たいえん》（肺経《はいけい》）
陽池《ようち》（三焦経《さんしょうけい》）　大陵《だいりょう》（心包経《しんぽうけい》）
腕骨《わんこつ》（小腸経《しょうちょうけい》）　神門《しんもん》（心経《しんけい》）

〈足首〉

衝陽《しょうよう》（胃経《いけい》）　太衝《たいしょう》（肝経《かんけい》）
丘墟《きゅうきょ》（胆経《たんけい》）　太白《たいはく》（脾経《ひけい》）
京骨《けいこつ》（膀胱経《ぼうこうけい》）　太谿《たいけい》（腎経《じんけい》）

そして手首と足首にスナップを利かせることによって原穴を刺激する動きとなると、

- 野馬分鬃《いえまふぇんぞん》の野馬のたてがみを分ける動き
- 単鞭《だんぴぇん》の右手の鉤手《こうしゅ》
- 雲手《ゆんしょう》の雲のように動く手
- 閃通臂《しゃんとんぺい》の相手の攻撃を肩から受け流す動き

などがある。さらに前後左右へのすべての動きが足首の原穴を巧《たく》まずして刺激しているのである。

◆2◆ 套路

そして太極拳を太極拳たらしめている最大の要因は、あの套路と呼ばれる柔らかな流れるような一連の動きである。しかも套路は簡単な単独動作のつながりではなく、そこには一式ごとに内在する緊密な相互関係がある。

さらに『太極拳全書』（人民体育出版社編、1988年）によれば、套路について、

「如長江大河《ちょうこうたいが》　滔滔不絶《とうとうふぜつ》　一気呵成《いっきかせい》」

と記している。揚子江《ようすこう》や黄河《こうが》のように滔滔と流れて止《と》まるところを知らず、しかもその速さは一気呵成というのである。まさにダイナミズムの極致《きょくち》。このダイナミズムが心のときめきをもたらし、そのときめきによって自然治癒力が一気に向上するのである。攻めの養生法の粋《すい》というべきか。

その上、武術にはこれでよいという境地はない。柳生石舟斎宗厳《やぎゅうせきしゅうさいむねよし》や宮本武蔵がそうであったように、現状に甘んずることなく常に上を目指すのである。とてもこの世では終わらない。勝負はあの世に行ってからだ。ここで生と死がしっかりと結びつき、絢爛《けんらん》たる攻めの養生が完成するのである。楊名時先生の、

「太極拳というすばらしいものを信じて、皆さんといっしょに歩んでいきたい」の一言が鮮やかに蘇ってくる。

4　食事療法

病院開設に際して、がん患者さんの入院時の給食については、世にごまんとある食事療法の中から一つを選ぶことは至難の業と考えて、これまた北京の李岩先生に相談してみた。

彼は、新設成ったばかりの北京の中日友好医院のがん病棟の給食メニューを持ってやって来た。それは薬粥《やくがゆ》であった。つまり漢方薬入りのお粥である。もちろん薬そのものではなく、薬の効能を持つ食品である。しかし漢方薬である以上、証に応じてメニューは異なってくる。だから２００種類ぐらいあったのではないだろうか。

これをそのまま実施するのはどうみても無理なので、この中から10種類ほどを選んで朝食として日替わり定食のように採用した次第である。たとえば、

枸杞子《くこし》粥《がゆ》：枸杞には先天性虚弱、栄養不良、老化などによる腎機能の低下を正常に戻す

作用があり、滋養強壮《じょうきょうそう》の効果がある。
緑豆粥《りょくとうがゆ》：緑豆には熱を下げ、炎症を鎮めると同時に、水液代謝を活発にして余分な水分を除く作用がある。
百合根粥《ゆりねがゆ》：百合根には精神を安定させ、肺、気管支などに潤《うるお》いを与えて咳を鎮める働きがある。消化器系の機能を高める作用もある。

といった具合である。

いずれも多少の塩分が加わって、さっぱりした味と色合いで患者さんたちの人気は上々であった。その後、玄米菜食が加わって、漢方粥との二本立ての時代がしばらく続く。そうこうするうちに、どの患者さんにも最高の食事療法はないのではないか。個人個人にはそれぞれ最高の方法があるとしても万人に共通のものではないのではないかと思うようになったのである。

そこで、ホリスティック医学の盟友である食養生家の幕内秀夫さんに個人指導を担当していただいたのである。希望者に1時間くらいかけて懇切丁寧《こんせつていねい》に指導するのである。

因みに、当時、幕内秀夫さんの提唱する食事改善の10か条は以下の通りである。

①ごはんをきちんと食べる
②パンやスパゲティなどのカタカナ食はなるべくとらない
③缶コーヒーなどの液体でエネルギーをとらない
④朝食は基本食（ごはん、みそ汁、漬け物）をきちんととる
⑤アルコールは高級なものを少量
⑥甘いものは和菓子とする
⑦野菜料理は煮物・和え物・お浸しに
⑧動物性食品は魚介類を中心に
⑨ごはんは未精製の穀類にする
⑩食品の安全に気を配る

全体として日本の伝統食ということになる。

また、ひと頃、野菜中心で塩分なしのゲルソン療法が流行《はや》ったことがあるが、現在はそれほどではない。ただ、わが国ではゲルソン療法についてはほとんど知られていなかったので、実際のところを体験するために病院の初代総師長の山田幸子さんがメキシコのゲルソン病院に一週間ほど入院したことがあった。

そのときの彼女の結論は、まず無塩食で数日を経た頃、強烈な頭痛におそわれたという。初めはくも膜下出血でも起こったかと思ったが、待てよとばかりに持参していた塩こんぶを食べたところ、瞬時に頭痛は消えたという。塩分はやはり人間にとって不可欠なものだと思ったそうだ。

そして、もう一つが野菜のみで何日か過ごした頃から大便の固さ、色、匂いが見違えるようによくなり、帰路に普通食に戻る頃から再び以前の大便に戻ったそうだ。人間は野菜を食べる動物なのだとつくづく思ったという。

ただ、どうみても、食事の喜びは湧いてこないだろう。だから、心のときめきこそ自然治癒力や免疫力を高める最大の要因であると確信している私としてはおすすめできない。そこで、さまざまな治療法が奏功《そうこう》しない、いわば背水の陣の患者さんにのみおすすめすることにしていた。

ということで現在はいずれかの食事療法を患者さんにすすめるのではなく、それぞれの患者さんが、直観を大いに働かせながら、食に対する自分の理念を育てていくことをおすすめしている。

そして私自身の食養生は貝原益軒《かいばらえきけん》流をつらぬいてきた。彼は『養生訓』の中で、食養生について多くの紙《し》数《すう》を費やしてはいるが、結局のところは「好きなものを少し食べよ」ということに尽きる。好きなものはあなたのいのちが欲しているものだからということだ。
その上で、酒をこよなく愛しているところがいい。

酒は天の美禄なり。少《すこし》のめば陽気を助け、血気をやはらげ、食気をめぐらし、愁《うれい》を去り、興《きょう》を発して甚《はなは》（だ）人に益あり。

お見事！　私も当年とって84歳。益軒先生の食養生にあやかって、ついに益軒先生に並んだのである。

5　ホメオパシー

ホメオパシー（Homeopathy）はドイツ人医師サミュエル・ハーネマン（Samuel Hahnemann １７５５〜１８４３）によって体系化された〝場《ば》〟の医学である。
原料は鉱物、動物、植物といった自然界の物質である。この点は漢方薬に似ている。漢方薬と異なるところは、これらの物質を徹底的に希釈して物質性を排除して、その物質の内なる場のエネルギーをもって治療に当てるところである。場のエネルギーをもって、病んでいる人間や動物の内なる生命場のエネルギーを高めることによって、自然治癒力の向上をはかるのである。まだエビデンスは乏しいとはいえ、場の医学の一翼を担うものであることは確かである。

　ホメオパシーの語源はギリシャ語のhomoiosとpathosである。homoiosはsimilar（相似の）、pathosはillness（病）を意味する。この名称はホメオパシーの医学の原理に基づいている。

　そして、その原理とは

「Law of Similars（似たものの法則）」

といい、これは健康な人にある症状を引き起こす薬剤は、その症状を現している病人を治す働きがあるということで、このことを

「似たものが似たものを治す」

という。たとえば、健康な人がタマネギを刻むと涙や鼻水が出てくる。だからタマネギを原料とするレメディ（ホメオパシー薬）であるアリウム・セパを同じような症状を現し

ている花粉症の患者に用いて効果を上げるのである。

ただ、ここで一つの問題が生ずる。涙と鼻水で困っている患者さんに、涙と鼻水を引き起こす薬剤を用いるのであるから、当然のことながら、症状が悪化する場合があり得る。これを悪化（Aggravation）といい、これを避けるためにレメディの原料である溶液を稀釈することをハーネマンの天才が思いついたのである。

たしかに稀釈した薄い溶液からのレメディで悪化は少なくなった。それだけでなく、もう一つの大きな原理を得ることができたのである。それは薄めれば薄めるほど効果が上がるということで、

「最小有効量の法則」

と呼んでいる。もっとも、これは場の医学としては当然のことなのである。

一般的なレメディの作り方は、まず原材料をアルコールまたは水に溶かして母液《ぼえき》を作り、これを１００倍に薄めたものが〝１Ｃ（センテシマル　Centesimal）〟。さらにこれを１００倍に薄めることを30回繰り返したものが30Ｃで、イギリスではこれが基本的なポーテンシー（potency 効能）となる。その他の繁用《はんよう》されるポーテンシーには６Ｃ、12Ｃ、２００Ｃ、１０００Ｃがある。

診断と治療は漢方薬の弁証論治に似て、一定の順序を踏むことになる。まず症状の階層、

①ＳＲＰ：珍しい（Strange）、まれな（Rare）、特異な（Peculiar）症状

②原因（Aetiology）

③精神的症状（Mind）

④全体に関わる症状（General symptoms）

⑤局所症状（Local symptoms）

この順序に従って得られた症状をレパートリィ（Repertory 症候の事典）で引いていって目的のレメディに到達したものをマテリア・メディカ（Materia Medica 薬物事典）によって確認して確定するのである。

ホメオパシーがわがホリスティック対がん戦略の一翼を担う戦術として加わって20年。今ではなくてはならないものになっている。その基本的なレメディを挙げるなら、次のようになる。

〈がん一般に対して〉カルシノージン。スキライナム。

〈臓器別繁用レメディ〉コニウム（脳腫瘍）、フォスフォラス（肺がん）、コンズランゴ（食道がん）、ブーフォ（乳がん）、ビスマス（胃がん）、ケリドニウム（肝がん）、ヒドラ

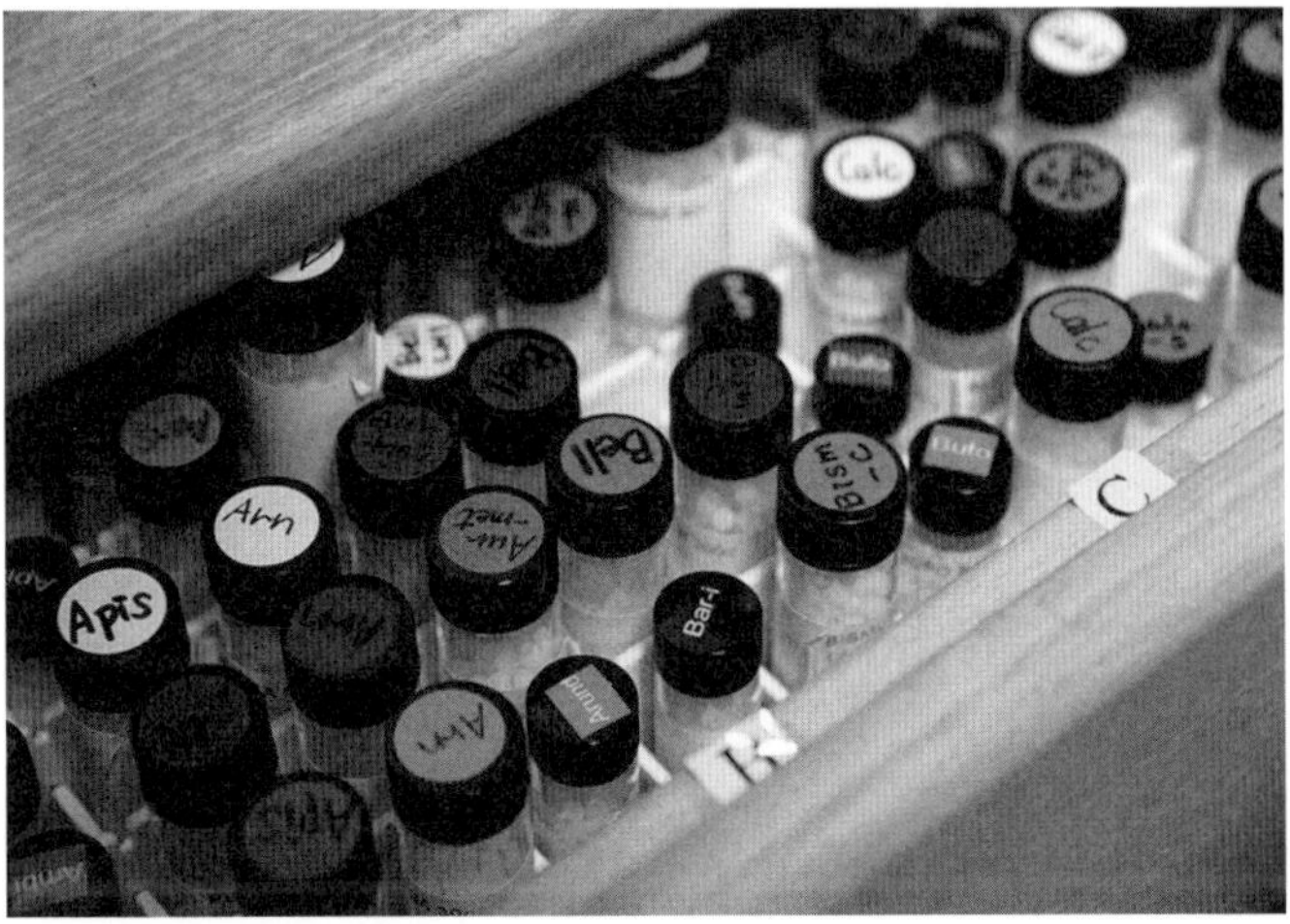

およそ3000種類のレメディ（ホメオパシー薬）の中から、一人ひとりの患者さんに合ったものを選んで処方する

スティス（膵がん）、サルファ（前立腺がん）、アルセニクム・アルブム（白血病）など。

〈随伴症状に対して〉ブライオニア（胸水）、リコポディウム（腹水）など。

〈治療の副作用に対して〉カドミウム・スルフラトゥム（放射線治療、化学療法一般）、フォスフォラス（骨髄《こつずい》抑制）、ヌックス・ヴォミカ（嘔気）、ポドフィラム（下痢）、セピア（倦怠感）、ボラックス（口内炎）など。

〈精神症状に対して〉アルセニクム・アルブム（不安。死の恐怖）、オウラム（落ち込み）、カルシノージン（悲しみ）、スタフサグリア（怒り）など。

以上はほんの氷山の一角である。精神症状に対する切り口の豊富さだけを取り上げてみても、がん治療の現場に温もりとやさしさを与えていることは確かである。

6 サプリメント

健康補助食品（Dietary Supplement）のことで、ハーブ、ミネラル、ビタミン、アミノ酸などの栄養成分を1種類以上含む栄養補給のための製品。

アメリカでは1994年以来、Dietary Supplement Health and Education Act（DSHEA　栄養補助食品・健康・教育法）に基づき規格化されており、日本では国の定めた規格基準に適合しているものを「保健機能食品」と呼び、

①栄養機能食品（規格基準型）
②特定保健用食品（個別許可型）
③機能性表示食品

の3種類がある。

初診時にすでに、何らかのサプリメントを手掛けている人が多い。たとえば、

青汁《あおじる》：緑黄野菜《りょくおうやさい》をすり潰してジュースに。

アガリクス：ハラタケ科キノコ。ヒメマツタケ。

アラビノキシラン：米ぬかを原材料とした多糖。ヘミセルロース。

ＡＨＣＣ：複数の担子菌類《たんしきんるい》（キノコ）の菌子体《きんしたい》を長期間培養して得られる菌子体培養抽出物。

核酸《かくさん》：細胞核に含まれる高分子有機化合物。

キチン・キトサン：カニやエビなどの甲殻類《こうかくるい》の外殻《がいかく》やキノコなど菌類《きんるい》の細胞壁《さいぼうへき》の構成成分。

クロレラ：淡水性の単細胞緑藻類《たんさいぼうりょくそうるい》。

紅豆杉《こうとうすぎ》：中国雲南省《うんなんしょう》の山岳地帯に自生するイチイ科の樹木。タキソールを含有。

サメ軟骨：血管新生抑制作用。

ノニ：アカネ科ヤエヤマアオキの果実。

ハナビラタケ：β-グルカンの含有量が多い。

β-グルカン：グルコースを構成糖とする単一多糖類を総称して「グルカン」と呼ぶ。

β-グルカンはキノコ類に多く含まれ、抗腫瘍活性が認められることから、「抗ガンキノコ」

の主要成分として重要。
プロポリス：ミツバチが巣の出入り口の壁に塗りつける樹脂状の物質。
などなど、枚挙《まいきょ》に遑《いとま》がない。

しかし、縁あって始めたわけであるから、最初はこのまま続けていただく。そして、戦略のなかの位置付けとなると、画竜点睛《がりょうてんせい》とわきまえている。すなわち、

「中国、梁《りょう》の画家張僧繇《ちょうそうよう》が金陵《きんりょう》の安楽寺《あんらくじ》の壁画に白竜《はくりゅう》を描いて、その睛《ひとみ》を書きこんだところ、たちまち風雲生じて白竜は天に上ったという故事から、事物の眼目となるところ。物事を立派に完成させるための最後の仕上げ。また、わずかなことで、全体がひきたつたとえ」

ということである。

そして、わが病院が好んで用いているのは古い順に次の3種類である。

①レンチンプラス1000（大和薬品）

レンチンプラスの主成分「バイオブラン」は、米ぬか由来の水溶性植物繊維ヘミセルロースＢにシイタケ菌（ＤＡＩＷＡ-Ａ95菌）から分離された炭水化物分解酵素を作用させて得られた米ぬかアラビノキシランである。いわばヘミセルロース本来の複雑な基本構造

を損なうことなく、反応性を高め、免疫活性を与えることに成功したのである。大和薬品がアメリカの免疫学者マンドウ・ゴウナム博士らの協力を得て、１９９５年に開発。

②スーパーオリマックス（オリジン生化学研究所）

成分はオリザロース。古代米の一種である紫《し》黒米《こくまい》のヘミセルロースをセルラーゼ・ヘミセルラーゼを用いて加水分解することによって低分子化したものを、さらに酵母《こうぼ》を用いて発酵させることにより、グルコースが消費され、キシロース、アラビノース、ガラクトースなどの活性糖鎖《とうさ》が凝縮された状態になる。

こうして活性成分は多糖からオリゴ糖まで広く分布することによって、強い免疫賦活作用を有することになる。

③11-1（いちいちのいち）（アンテナ）

長野県の古民家で代々受け継がれた歴史ある「ぬか床」から東京大学薬学部が発見した新亜種の乳酸菌。２０１３年11月１日に発見されたので、この名称になったという。

乳酸菌（Lactic Acid Bacteria）とは糖類を分解して乳酸を産生する細菌の総称で、１００種類１００兆個といわれる腸内細菌のなかで、いわゆる善玉菌の代表である。善玉菌は腸内環境を整えて免疫力を活性化するとともに、ビタミンやホルモン、神経伝達物質などを産生したり、発がん物質などの有害物質を分解・排出したり、DNAを傷つける活性酸素を処理するなどの働きをすると考えられている。なかでも11-1はその古民家独自の環境で長い年月をかけて変化し、特殊な乳酸菌になったと考えられている。

その働きとなると遺伝子解析試験によって若返り長寿遺伝子増加や腸内環境調整遺伝子の増加など多くの作用が証明されているが、何よりの魅力は免疫超活性作用と有用腸内細菌の獲得であり、医療を次世代へ進化させるのは腸内細菌の研究であるとさえいわれている。

7

心理カウンセリング

臨床心理士・公認心理師　浜田雅子

帯津三敬病院では、患者さんが希望されたときや医師が必要であると判断したときに、臨床心理士がカウンセリングやマインドフルネス瞑想、イメージ療法等を行っています。

当院は全室個室ですので、直接お部屋に伺いベッドサイドでお話を聴くことが多いです。筆談となることもあります。時間や頻度は、当日のご気分や体調、病状、他のスケジュールの有無によって変わることがあり、話されるときの体位や室内環境にもご無理がないよう気をつけています。

入院中、心の裡《うち》をふと洩《も》らしたくなったとき、不安が生じて話し相手が欲しくなったとき、気がかりなことがあり気持ちや考えを整理したいと思われたときなど、患者さんが利用を希望されるタイミングはさまざまで、差し迫った場合もあります。話題は入院生活や体調のこと、これまでの闘病生活、人生、家族のこと、仕事のこと、本や趣味の話、飼っているペットのこと、人間関係、死生観、これからのこと、信仰について等、多岐にわたります。いつどのような内容や状況においても、共に過ごす時間は毎回が〝一期一会〟の出会いであると感じています。面接の前に、軽く調身・調息・調心をしてからお部屋に伺います。

帯津先生は以前から「病を克服する家」を一つのモデルとして提唱し（27頁の図1）、〝心〟が家の土台であると説かれてきました。心理学でも、心身相関の観点は同様に重要です。心（心理的・精神的）の健康状態（心の持ち方やありようも含まれます）が、身体の回復力や免疫力と関連しており、人生の質をも変えるといわれます。最近では、たとえばマインドフルネス瞑想によるストレスの低減効果が医学領域でも幅広く認められ、浸透してきています。当院の心理療法も、言葉を中心としたカウンセリングのみならず、呼吸法や瞑想、タッピングタッチ、イメージ療法、描画法、リラクセーションなど、心身相関を前提とした技法をご要望や状態に合わせて積極的に取り入れています。

さて、漢方医からある患者さんのカウンセリングを依頼されたときのことです。

転院してきたAさんはがんが再発して、すでに転移もしていました。医師が病気の進行と悪化について説明したのですが、その後も陽気に振る舞う様子がかえって気がかりで、心理面のサポートを承りました。さっそくお部屋に伺うと、Aさんは屈託のない笑顔で迎えてくれました。「子どものときから波乱万丈の人生だったのよ」と過去を振り返り、ほかにも話したいことがたくさんあるようでした。それから何度か伺ううちに、Aさんが数々の荒波を乗り越えられたのも、この持ち前の明るさとがんばりがあったからだろうということ。また転移がわかってからも周囲に知らせずぎりぎりまで働き、一人を楽しむ生活に、今も誇りと強い愛着を感じていらっしゃることが、明るさのなかにも切実な思いとして伝わってきたのです。Aさんはこれまで通りの生き方やスタイルをつらぬきたいお気持ちなのだと思いました。そこには、あまり行き来のない身内の方に今になって頼るわけにもいかないという、口に出されない遠慮もあったのではないかと推察されました。

しかし、時間の経過とともに現実的な課題も生じてきます。何事にも前向きなＡさんでしたが、入退院を繰り返すうちに一人でできることは限られてきました。不安は体調に表れ、退院するとすぐに呼吸が苦しくなり、入院すると「皆がいるから安心する」と言われました。スタッフミーティングでは「病に加えて、少し呼吸が変わっただけで不安感があおられてしまい、不安が強いために呼吸もまた乱れやすくなっているのではないか」と医師からの指摘もありました。ナースコールの回数も増えています。この身体化した不安や恐れに誰かが寄り添うことが必要な時でした。カウンセリングでは、臨床動作法を取り入れたリラクセーションも併せて行うようにしました（呼吸を意識しすぎてしまうので呼吸法は行わず、肩の上げ下げによる動作体験）。身体が緩むと心が緩み、時に「前向きでない」感情が表出されるようになりました。揺れる気持ちを受けとめながら、ただそこに共にいるだけの時間になることもありました。

その後、Ａさんは看護師やソーシャルワーカーのアドバイスを受け容れるようになり、今後のことを相談されるようになりました。この頃、スタッフから事情を聞いた身内の方が頻繁に会いに来てくださるようになり、Ａさんはとても喜んでいました。「一人じゃないね」と。そして、Aさんとの最期の会話が身内の方への感謝であったことは、今も忘れ難く心に残っています。

Bさんのこともお話ししましょう。

今、これを書いている季節は冬ですが、晩秋から冬にかけて、朝、川越の病院に車で向かう途中、冠雪した富士山がよく見えるところがあります。運転中なのでちらちらとしか見られませんが（信号待ちがあるとラッキーです）、はっきり見える日もあれば、まったく見られない日もあり、薄水色の空に霞《かすみ》がかって浮かびあがるように幻想的な富士山が見える日もあります。ある時期、出勤すると毎回Bさんの部屋に行き、今日は富士山が見えました、見えませんでしたと身振り手振りを交えて報告していたことがありました。Bさんはそれを楽しみにしてくれていた、深く目と目で会話をしたからきっとそうだった……と私は今も心のどこかで信じています。もっとお元気だった頃はおしゃべりをして笑い合い、イメージ療法では共に、時空を旅したものでしたから……。

毎年、この季節に富士山を見るとBさんが思い浮かびます。見えない日があっても、Bさんに励まされているような気がしながら、今日も病院に向かっています。

※文中に登場した患者さんのエピソードはプライバシーに配慮して、一部内容を変更して

います。

8 イメージ療法

臨床心理士・公認心理師　浜田雅子

イメージ療法は、患者さんのＱＯＬ（クオリティ・オブ・ライフ　生活や人生の質）の向上を主な目的として行っています。

がんの患者さんだけでなく、怪我や事故、ご病気によってトラウマをかかえた方、リハビリ中の方など、入院中の方や外来受診（心療内科・総合診療科）の方からのご要望にも応じています。

病院のホームページでは、次のようにご案内しています。

「一日のなかでリラックスする時間を持つことは、生活の質を高めるだけでなく、心身の健康にも大きな影響を与えるといわれています。

イメージ療法は、ゆったりとリラックスした状態で、自分の内面に意識を向けていきます。イメージする力が活性化すると、これまで気づかなかった身体感覚や眠っていた記憶、心理的感覚、感情などが呼び起こされ、新たな体験として心身が調整されていきます。

当院では、イメージを用いて心身の緊張や苦痛の軽減を図り、よりよい生活をするためのお手伝いをしています。

また、臨床心理士による〝マインドフルネス瞑想〟も実施しています。不安や怖れにとらわれることなく、『今、ここ』での気づきを最も重視して行っています」

イメージ療法は、現在、個人セッションのみを行っています。最初にカウンセリングと説明、リラクセーションをしてからセッションが始まります。イメージ療法では、古い記憶や身体感覚を伴う強い感情などがダイレクトに呼び起こされることがあるため、患者さんの繊細な心身の状態に合わせ、臨床心理士が細やかにアレンジしながら実施しています。とはいえ、イメージを喚起する主体は患者さんご自身です。ご自分がもともと自らの裡《うち》に持っている何かを見いだし、展開していくプロセスとなります。

人は、病やさまざまな事情から、挫折感、自責の念、無力感、喪失感など、心の重みに耐えかねるほどの苦のなかをさまようことがあります。そのようなときであっても、人間の創造的な営み、力の素は失われていないのです。イメージの世界に入ると、子どもの頃のままの自分が無邪気に幼なじみと遊んでいたり、家族旅行をした海でもう一度気持ちよく泳いでいたり、まだ伝えていないことをこれから伝えようとする場面に遭遇したり……。懐かしさや親しみ、平和で穏やかで肯定的な感じに包まれ、目を閉じたまま涙される方もいらっしゃいます。その方にとって大切なものが発見されるのではないでしょうか。イメージ療法を通じて賦活される力にご自身がおどろかれ、何かヒントを得ることもあるようです。そうしたエネルギーの湧出が、ＱＯＬの改善につながっていくと思われます。

なお、終了後は感想をシェアし、テーマがある場合は次回にカウンセリングを行っています。患者さんが〝心〟全体の豊かさに気づかれ、勇気づけられるのがイメージ療法の魅力だと思い、お手伝いさせていただいています。

9 鍼灸治療

鍼灸師　柳沼良

15年ほど前には、故・安保徹医師や真柄俊一医師の働きで根治に対しての施術が希望的観測を持って流行していた時期もあるが、現在、がんに関しての根治を目標とした鍼灸治療の施術は多くは見られない。実際、鍼灸治療とがんについてインターネット上で検索をかけてみると、９割以上が緩和ケア領域に関しての記事である。以上のことから近年におけるがんと鍼灸治療に関する現行の施術として認知されうるものは緩和ケア領域のものと言える。この上で、エビデンスを求めるための研究や記事としては２０１４年のものが直近のものとなっており、鍼灸治療とがんの現在を推し量る資料として参考にさせていただいた。

現在のがん疾患における鍼灸治療の有用性に関する検討は、先に示した通り緩和ケア的内容のものが主流となっている。その中で最も試行されている実験の内容は疼痛に関するものである。次点から消化器症状（吐き気）、呼吸器症状（呼吸困難）、泌尿器症状（尿閉傾向）、倦怠感と続いている。また、その他の研究については、治療における副作用の軽減を目的とした鍼灸治療の研究論文が挙がっている。具体的には化学療法における悪心嘔吐、ホルモン療法におけるホットフラッシュ、化学療法における骨髄抑制免疫抑制の軽減、化学療法後末梢神経障害性疼痛などがある。以上各症状における論文報告上のエビデンスを以下に列挙しておく。

疼痛：鎮痛効果に関しては耳鍼治療に有意差が認められていた。薬物併用で一定のエビデンスの示唆があった。

消化器症状：しゃっくり（吃逆）に対しての論文があり、無作為試験としては有意差があるがバイアスの強さも否めないとあった。注射薬液を経穴に使用した例（吃逆に対して）に関しては有意差を認める変化はなかったとあった。

呼吸器症状：呼吸苦に関しての有意差のある論文は認められなかった。

泌尿器症状：残尿感の軽減に関する論文が一つあったが、有意差こそ認められていたものの、論文の数が少なかったため残尿感軽減の示唆程度の解釈が適切に思われた。

倦怠感：倦怠感に関する論文は複数あった。有意差がないとする論文の方が多かったため、倦怠感軽減に関し鍼灸治療が有効であるとは結論づけられなかった。

化学療法における悪心嘔吐：急性の悪心嘔吐の一部では症状の軽減が見られないものもあった。しかし、乳がんの化学療法における副作用の軽減として内関（手首にあるツボ）を使用したものをはじめとして、悪心嘔吐の副作用軽減における論文は、概ね有意差のあるものであった。

ホットフラッシュ：乳がんおよび前立腺がんの患者へのホルモン投与によって生じるホットフラッシュに対しての鍼灸研究で有意差のあるものはなかった。

骨髄抑制：抗がん剤の副作用における骨髄抑制の鍼灸研究として、有意差のあるものは複数あった。直接的刺激が大きい分、エビデンスレベルが低いものではあったが、有効であると示唆されていた。

化学療法後末梢神経障害性疼痛：鍼灸治療における疼痛軽減は示唆されていたが、有意差を証明するには至っていないと結論づけられていた。

上記論文のまとめを読む上で鍼灸治療の科学的評価の困難さを列挙したものがあったので、ここで挙げておく。

①観念的な領域としての側面の施術が強い分バイアスの除去が難しく、エビデンスとしての強さを担保しづらい。

②経穴への刺激方法が鍼の穿刺《せんし》、電気刺激、灸（温熱）等異なるため、論文の比較が行いにくい。

③対照群の条件を揃えるのが困難、他経穴への刺激や設定が実験ごとに異なってしまい対照群として選出できない。
④偽鍼の施術の対照群の条件が一致しない（得気のない鍼、皮下に刺入しない、経穴以外に刺す等）。
⑤実験の質の向上として盲検化が難しい（①の指摘に類似）。
⑥実験結果の考察方法が論文ごとに異なってしまい、不明瞭なものとなっていることが多い。
⑦対象となる実験の期間が短く、長期での効果を追える実験が少ない。
⑧実験ごとに患者背景が異なることが多く、比較に向かない。

ざっと挙げられていたものでも8項目程度はあり、先述した論文の評価の中でも指摘されている項目に抵触しているものは少なくない。となると、現行のがん治療（および、その他の疾患）における鍼灸治療の科学的評価が低くなってしまうのは残念であるが、仕方がないと思われる。

最後に自身としての鍼灸治療とがんに関しての所感を述べたいと思います。先に挙げられていた、緩和ケア領域における有意差の表れていた症状（疼痛、吐き気、呼吸困難等）は、いずれも当院では鍼灸が助力する場面の多い症状です。

ですが、それは残念ながら鍼灸単体での評価とは言えず、帯津先生からのお題としての答えとしては「現在、がん治療において鍼灸治療の科学的根拠は多くない」と言わざるを得ません。しかし、兵站部での研究も先述の通り有意差のあるものも多く出てきました。また臨床においても鍼灸が患者さんに求められ、満足度および、ＱＯＬを上げる役目を担ってきたのも先生のご存じの通りです。一臨床機関の一臨床部門ではありますが、その経緯成果はエビデンスたり得るものだと私は考えます。

10 ビワ温灸

ビワの葉温熱療法普及会指導員　大野總克《としかつ》

ビワの葉を用いた治療は、手軽な家庭療法として昔から親しまれてきました。その歴史は古く、インドの仏典『大般涅槃経《だいはつねはんぎょう》』に登場します。ビワの木は「大薬王樹《だいやくおうじゅ》」、葉は「無《む》憂扇《ゆうせん》」と呼ばれ、優れた薬効があると伝えられてきました。お釈迦様が生きておられた二千五百年も前から治療法が普及していたようです。

中国でも薬効は認められており、ビワの葉が生薬として使われ、漢方薬に配合されています。明時代の薬草学の書物『本草綱目《ほんぞうこうもく》』にも記述があり、高く評価されてきたことがわかります。

日本には、大陸から仏教の伝来とともに伝えられたそうです。知識人である僧侶は仏教の流布だけでなく、病を患い苦しむ庶民のために手を差し伸べていました。その一つにビワの葉療法がありました。奈良時代に病院である「施薬院《せやくいん》」が創設されると、ビワの葉に鎮咳、鎮痛、利尿、健胃、整腸など幅広い薬効があると庶民の間で徐々に広まり、民間療法に発展しました。その種類は多様で、葉を湿布のように直接患部に当てる方法や、患部に当てた葉の上に棒もぐさを立てて温灸するビワ温灸、煎じ薬の「枇杷葉湯《びわようとう》」、煮出したエキスとその葉を風呂に入れて入浴するなど、症状に合わせて用いられました。

ビワの薬効は、科学的にも証明されています。葉に多く含まれるアミグダリンというビタミンＢ17の成分には血液を浄化する作用があり、免疫力を高めるといわれています。また、殺菌作用、鎮痛作用、抗リウマチ作用があると指摘されています。このビタミンＢ17

を使い、アメリカの多くの州でがん治療が行われています。

現在、帯津三敬病院では実際の葉ではなく、アルコールで抽出したビワの葉のエキスを使用する「ビワ温灸」を、希望する入院患者さんに施しています。このエキスを遠赤外線式温灸器で蒸気化し、ツボや患部を温めて皮膚から浸透させるのです。効能ももちろんですが、心地よい温度で体を温めるので、気持ちがよいと好評をいただいています。

かくいう私も、30年ほど前にがん患者として帯津三敬病院に入院しており、そこで初めてビワ温灸の気持ちよさを知った一人です。外科手術でがんを摘出し、温熱療法と抗がん剤治療を行いましたが、最後まで続けられたのは漢方薬と気功、そしてビワ温灸でした。

当時は実際の葉を使った温灸で、院内にある気功道場にて数人で施術を受けました。もぐさからは煙が出ますし、匂いも独特です。しかも数人で行いますから、その程度が尋常ではありません。あの煙と匂いが苦手という方もいますが、いかにも治療しているという感じが私にぴったりとはまったのでしょう。何よりも、体が温まって血流がよくなるのが気持ちよく、気分もリラックスするので毎日受けていたほど。それぐらい私にとっては心安らぐ時間だったのです。

私は帯津先生のホリスティック医学の考え方に共鳴し、退院後も気功道場に通い続けま

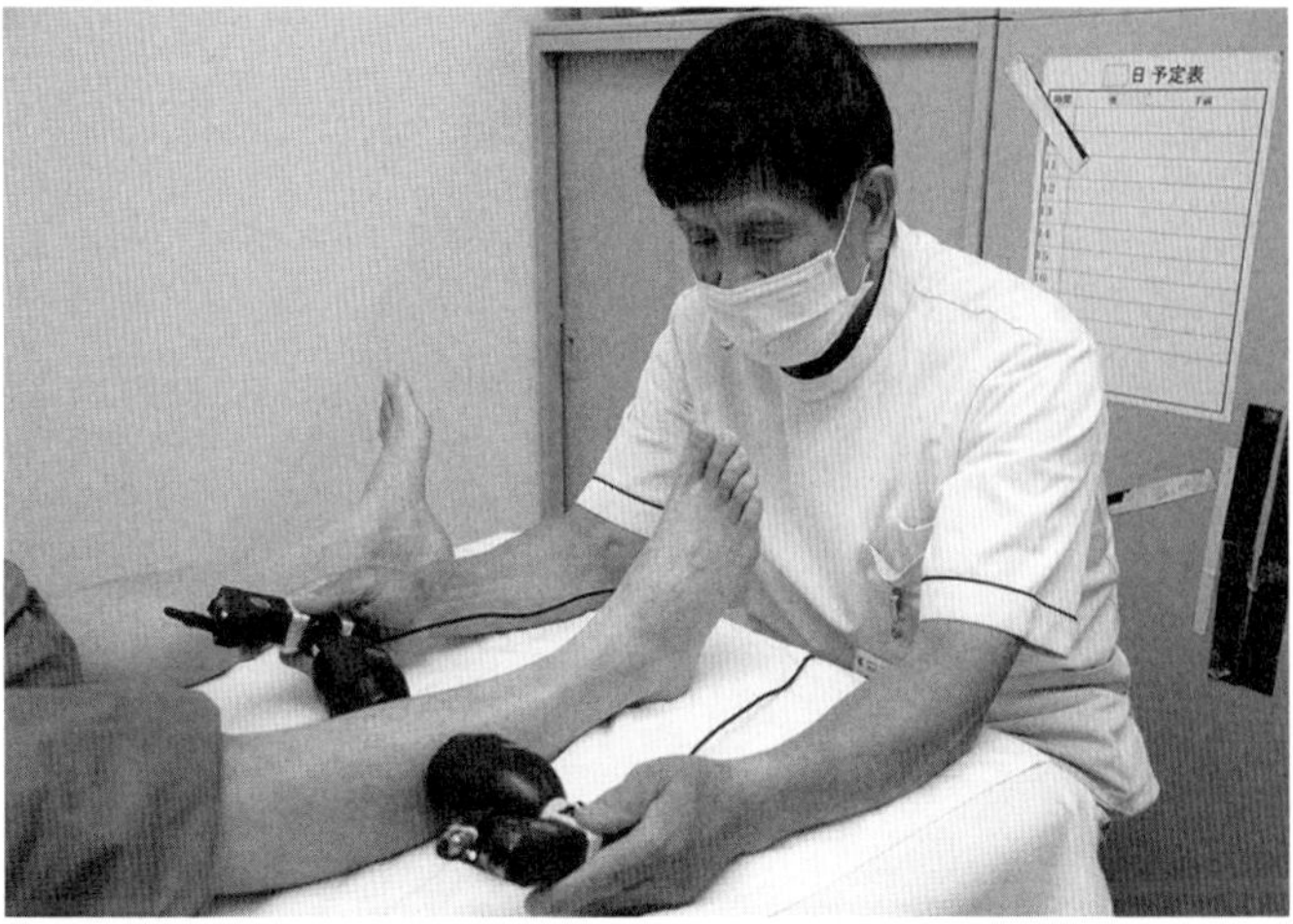

ビワの葉のエキスを入れた温灸器を、足のツボに当てて施術する

した。そして、自分と同じようにがんで悩まれている患者さんのお役に立ちたいと願うようになっていきました。その思いを帯津先生が汲み取ってくださり、私が病院で働けるよう取り計らってくださったのです。その後、ビワ温灸の民間資格を取得し、今では患者さんに施術しています。ビワ温灸の気持ちのよさを知っているからこそ自信を持って行えると同時に、闘病生活でお世話になった帯津三敬病院で恩返しをさせていただけるのはとてもありがたいことです。

　施術は月曜日から土曜日の午前中、午後の気功教室が始まる前まで行います。ビワ温灸を希望された患者さんの個室を訪ね、一人20〜30分ほどかけて施術します。基本的には、足の裏からすねの両脇を温めたあと、うつぶせの状態で背骨の両側を温めます。これらの場所にツボが密集しているのです。痛みがあるところを温めることもあります。もちろん、患者さんの病状はそれぞれですので、気分や体調に合わせた体位でいろいろなツボを刺激していきます。「お灸は熱い」というイメージがありますが、温灸器での施術なら火傷の心配はありません。もぐさを使用しないので匂いも気になりません。

ビワの葉の成分による刺激と温熱効果により、がんの痛みを緩和するほか、免疫力や自己治癒力を高め、患者さんの治癒をサポートします。副作用の心配もほとんどありません。あるのは、ポカポカとした体の温かさと、心地よさです。がんの患者さんは痛みがある上、死を身近に感じているので身体と心が緊張し、不安も増大します。痛みが緩和され、気分がよくなることで、こうした心の緊張をほぐすことにもつながるのではないかと思います。

さらに私は、施術中に世間話や私の闘病体験などをお話しするようにしています。いっしょに笑ったり、逆に患者さんの不安な気持ちを聞かせていただいたりして、その時間だけでも気分が紛れるようにするのです。希望が持てれば闘病生活の中であっても前向きになれると自らの体験からも感じているところです。

ですから、私は自分が末期がんであったことなど隠さずにお話しします。入院して間もない患者さんの病室を訪ねると、医師でも看護師でもない私を警戒されているなと感じますが、丁寧に自己紹介をして、施術しながら「私も同じ病気で悩んだのですよ」と話すと心を開いてくれるのです。不安をいっぱいかかえた患者さんたちは、末期がんから生還した人の体験に興味を持つのは当然のこと。そこで私は、闘病中にじっくりと考えたがんについてのあれこれをご紹介するのです。その他、日々の出来事など時間の許す限り語り合い、笑い合います。初めは不安げな表情をしていた患者さんが、ふっと安心したり、笑顔が浮かんだりすると、私もうれしくなります。大好きなビワ温灸を通して、むしろ、私の方が患者さんから元気や生きがいをいただいていると言っても過言ではありません。

最初に申し上げたように、ビワを用いた自然療法は万病に効くと古くから親しまれてきました。ここではがんの患者さんのお話を中心にしましたが、神経痛や筋肉痛等の痛みを和らげたい方、不眠や冷え性、便秘など機能的失調でお困りの方、怪我や手術の回復のサポートが欲しい方など、幅広い方々にお試しいただけるものだと思います。

11 アロマテラピー

アロマセラピスト　生駒雅美

アロマテラピーとは、植物から抽出された精油（エッセンシャルオイル）を使用した療法になります。精油には香りがあり、その香りが心を癒すだけではなく、精油に含まれる成分には、鎮痛・抗うつ・血行促進・強壮作用など、ここには書ききれないほどの効果が期待できることがわかっています。

一般的にアロマテラピーは、天然の香りをディフューザー（芳香器）等で楽しむものという印象ですが、ここではトリートメント（アロママッサージ）についてお話ししたいと思います。揮発性の高い精油は嗅ぐだけでも、微量ながらその成分が肺胞から血液循環へと入っていきますが、トリートメントではキャリアオイル（植物から抽出されたオイルで、精油のような強い香りはなく、お肌に潤いと栄養を与える）で精油を稀釈し、お肌に塗布しながらマッサージしていきますので、精油の成分がゆっくり皮膚から血液へと浸透し、体内を巡ります。

ソフトなタッチでお体の緊張や痛み、不快感を癒しながら、精油の持つ効果を体へと届けます。帯津三敬病院でのアロマテラピートリートメントでは、浮腫や疼痛の緩和、吐き気や食欲不振、不眠、不安などの軽減を希望される方が多くいらっしゃいます。

セラピストはあらゆるシチュエーションに対応すべく、精油の知識やアロマテラピーのトリートメント、リフレクソロジーやリンパドレナージュ等のテクニックを身につけていますが、最も重要な任務は精油の力を患者さんのお体に届けるメッセンジャーとなることなのです。

世界中に存在していた古来の自然療法には植物が多く使用されてきました。

では、数ある植物の中で先人たちはどうやって必要なものを見極め、選択していたのでしょうか？　それは「嗅覚」だったのではないかと思うのです。

情報も乏しく、現代のような精密機器もない時代、「嗅覚」を使って選んだ植物は、現在ではその効果が化学的に証明されています。

たとえばミントなどは、その清涼感のある爽やかな「香り」が口の中を清め、食べ過ぎや胃もたれを癒すという考えに到達したのではないでしょうか。今も、ミントが歯磨き粉やマウスウォッシュ、ガムやキャンディに使用されているのは皆さんもよくご存じだと思います。

情報社会である昨今、特に病気やその治療法に関しては、膨大な情報に振り回された挙げ句、決断力が鈍ってしまったり、不安や孤独感に襲われたりすることがあります。

しかし、私たち人間の中には誰もが持って生まれた「自分を守り、癒す本能」があるのではないかと、薬草を自分たちの感覚で選んだ先人たちを思うとそう感じるのです。

精油を用いた穏やかなトリートメントの香りとタッチングの心地よさに身を委ね、自分の感覚を解放する時間は、本来の自分がしっかり大地に根を張っていくような「癒し」となるでしょう。同時にその「癒し」が、治療や免疫力をサポートしてくれると思います。

このような理由から、精油の選択もアロマテラピーのトリートメントも、必ずしもセラピストでなければできないものとは考えていません。事実、病室で私たちが行うトリートメントとは別に、ご家族の方が自分も患者さんにトリートメントをしてあげたいという相談を受けることがよくあります。

そのときは、準備するものと簡単なコツをお話ししていますので、ここでも紹介します。

まずはトリートメント用のオイルを準備します。必要なものは精油とキャリアオイル、小さなビーカーやグラス、なければ紙コップでも構いません。

キャリアオイルと呼ばれる、精製されていない植物性のオイル10㎖（大さじ1弱）にお好みの精油2滴を落とし、軽く混ぜ合わせます。これで1％稀釈となり、局部から全身のトリートメントに使用しても安心な濃度になります。このオイルを適量掌に取り、痛みや不快感がある部分にそっと手を置き、そのまま手を密着させてゆっくりと滑らせていきます。これを繰り返していただくと効果的です。入浴または清拭《せいしき》後に行うと、より精油の浸透が高まります。

トリートメントには、受ける側・行う側のどちらに対しても癒しの効果があるのもおすすめする理由の一つです。なぜなら、皮膚同士のコンタクトになりますので、「触られている」「触っている」という境界線が徐々に消え、「触れ合う」という皮膚感覚の共有が、互いをハグするかのような安心感を双方に与えてくれるからです。

もちろん、自分自身をマッサージするのも、セラピストにお任せするのもどちらも効果的です。

使用する精油は、先ほどお伝えした理由からもぜひご自身で嗅いで好ましい香りを選んでいただきたいですが、ご参考までにおすすめの精油を紹介します。

ラベンダー（Lavandula angustifolia）：鎮痛、不眠、パニック、皮膚の乾燥、免疫機能の向上などに。

グレープフルーツ（Citrus paradisi）：浮腫、抗うつ、消化器の強壮などに。

フランキンセンス（Boswellia carterii）：呼吸器の不調、抗うつ、不眠、スキンケアなどに。

最後に、トリートメントの前に主治医に相談しておくと安心です。

12 音楽療法

音楽療法士　森田和子

日本音楽療法学会において音楽療法とは「音楽のもつ生理的、心理的、社会的働きを用いて、心身の障害の回復、機能の維持改善、生活の質の向上、行動の変容などに向けて、音楽を意図的、計画的に使用すること」としている。

当院の音楽療法は、患者さんの希望や状態に応じ、音楽（歌唱・鑑賞）を通じて、気分転換やリラクセーション、よりよい生活が送れるようお手伝いをしている。音楽を好む方はもちろん、あまり音楽に馴染《なじ》みのない方、ベッドで過ごされている方でも、気軽に参加ができる。集団と個別でそれぞれ行っており、参加希望者はスタッフへ伝えるが、集団は病院案内や道場週間予定表にも記されているため、外部の人でも確認ができる。特に料金はかからない。

　集団はオープングループであり、参加者は患者さん、ご家族、患者会、ボランティア、職員等であり、参加者同士の交流の場にもなっている。実践は多目的ホールで行われ、週1回40分である。内容は、挨拶〜開始の演奏〜選曲〜歌唱〜終了の演奏〜挨拶となっており、気になった参加者には、終了後声かけをし、感想等を伺っている。実践前後に準備時間を設けているが、机や椅子の配置だけではなく、参加者の様子を把握したり、感想を共有したりするためである。集団であっても個人に目を向けるようにしている。開始・終了の演奏はボランティアが担当しており、集団に参加できず部屋で過ごしている患者さんや職員への合図でもある。選曲は、ボランティアが作成した歌集等を見ながら、どの曲にするか思い思いに考える。選曲者は選曲理由等を話し、音楽療法士のピアノ伴奏で歌唱する。歌唱後は、感じたことを自由に語り共有している。以前音楽活動をしていた方が参加されることもあり、歌唱力を称賛したりして、「次回この曲をやってみよう」「他の人も誘ってみよう」等、患者さん同士で自主的に動かれることもある。筆者が入職した頃、当時の看護師長より、患者さんが時間延長の署名活動をしているとの話があったり、選曲者と曲が書かれたリクエストの一覧表を作成し、持参されたりすることもあった。実際に時間が10分延長となり、リクエストは内容に影響を与えた。

　またこれまで、県外の方や海外の方、近所に住み道場プログラムに参加している方、見学者、研修医等が、それぞれの立場で参加し、この場で出会い、自身のできることを発揮している。時には少人数でしんみりと歌い語り、誕生日の患者さんがいれば誕生歌で賑やかに、回ごとに内容は臨機応変に進行していく。毎回どのような参加者が来るのかわからないが、音楽療法士も参加者とともに、その時間を楽しく過ごしている。

　個別は集団に参加できない患者さんのためでもあり、内容・時間・頻度等、希望に沿うようにしている。実践は患者さんの部屋であり（全室個室）、内容は歌唱や鑑賞（季節の唱歌・家族との思い出の歌・クラシックなど）、鑑賞や歌詞を介しての話、今までの音楽体験の振り返り、呼吸や発声、唱歌からの回想、集団で行っているような選曲活動等である。集団の歌が個室まで聞こえることもあり、その歌について話をすることもある。個別でも、患者さんから教えられ、考えさせられることが多くあるが、この時間が少しでも患者さんの癒しとなればと思っている。

集団に参加したが個別を選択される患者さん、個別だったが集団に参加する患者さん、両方を選択される患者さんもおられ、自由に選択ができる。患者さんによっては「今日は隣からギターが聞こえたの。ここは何でもありね」「音楽は気分転換になるからいいわ。また次回楽しみにしています」「普通は制限されるじゃない、そのときにこのようなのがあるとね」「この病院はいいわよね」と率直な気持ちを話されることもある。

筆者は、学んできた音楽と家族介護の経験から音楽療法へと進んだ。以前より、代替療法としての音楽療法を学びたいと思っていたが、当院で実際に音楽療法を行うことで、今日まで出会ってきた参加者の言動から、筆者自身が大きな影響を受け「自ら学び、自ら考え、自ら行動すること」の大切さも感じている。

ビワ温灸の担当者は、患者さんやご家族に、音楽療法があることを伝えてくれている。また、筆者の考えがぶれそうになったときには、こちらが思いつかないことを話し、気づかせてもくれる。医師も参加者と同じ目線で参加してくれている。数年前には、医師自身が選曲した歌で涙ぐむことがあり、その場にいた参加者は感想時に「先生も泣くのですね」と話されていた。恐らく医師を身近な存在として感じたのではと思う。ボランティアの方もほとんど休むことなく、無理せずにできることをしてくれている。患者会の方は、参加者に自然に寄り添い、明るさや安心感を与えてくれている。看護師からは「○○さん出ていますか？」「○○さん、音楽療法への参加はどうでしょうか？」「○○さんを参加させてみたい」「（○○さんが）歌唱や会話を楽しみにしている」「今日はどうでしたか？」等の声をかけられることもあり、自然に患者さんの様子を聞いたり、こちらからも伝えたりすることができる。

　時に曲から、患者さんやご家族を思い出すこともある。関連の集まりで参加者との再会や、退院した参加者が集団に顔を出されることもあり、その後の様子を伺うことで、あらためてつながりを感じる。

　今回当院の音楽療法において、実際に体験していることを述べたが、それは今まで出会ってきたすべての方々から、さまざまな気づきを与えていただいたからであり、感謝の気持ちでいっぱいである。今後も当院の音楽療法士らしく、人との関わりやつながりを大切にしながら、当院ならではの音楽療法を、参加者とともにつくり続けていきたいと願っている。

第3章

がんと上手に付き合っている人たち

7人の患者さんを症例として取り上げ、その経過の概略を紹介します。

症例１

38歳男性。左上葉肺腺がん

２０１３年６月　自宅近くの公立病院にて左上葉肺腺がんの診断。すでに右副腎に転移あり。
腫瘍マーカーはＣＥＡ３・０。シフラ２・３。pro-Grp50。

９月　化学療法（シスプラチン、メソトレキセート）＋分子標的薬（アバスチン）開始。

９月　本院初診。化学療法に漢方薬を併用して免疫力を向上させたいという患者自身の希望で、主治医の許可を得て来院。
漢方薬処方は黄耆、女貞子、白朮、梅寄生、霊芝、薏苡仁。

２０１４年４月　白血球減少を防ぐため、漢方薬の前方に何首烏《かしゅう》、墨旱蓮《ぼっかんれん》を追加。

10月　ＣＴにて肺腫瘍は不変、副腎の腫瘍は増大。
化学療法の内容を変更（ドセタキセル）。

12月　手術（転移性副腎腫瘍切除術）を行う。

2015年2月　手術（左肺上葉切除術）。
　　　6月　腫瘍マーカー（SLX）が40とやや高値のため、化学療法続行。
　　　9月　SLXが正常値に入ったため、化学療法終了。
2020年4月　腫瘍マーカー正常値。
　　　6月

「抗がん剤を終了して、間もなく5年です。そろそろ卒業してよろしいでしょうか」

「あぁ、いいでしょう。……では卒業式を行います」

と言って、拙著に「祝卒業」とサインをして進呈。

「ありがとう！　こうして卒業ができたのも先生のおかげです」

この瞬間は最高のときめきです。しかも若くして遠隔転移のある状態からの生還ですから、達成感がじわあっと全身に拡がってきます。

症例2　58歳男性。胃がん・食道がん

1988年8月　自宅近くの公立病院にて胃がんの手術。

1991年7月　同じく食道がんの内視鏡手術。

1992年8月　本院初診。再発防止の目的で漢方薬処方（黄耆、女貞子、白朮、梅寄生、霊芝、薏苡仁）。

その後、便秘に対してツムラ通導散《つうどうさん》、麻子仁丸《ましにがん》など、腸閉塞の予防にツムラ大建中湯《だいけんちゅうとう》。前立腺肥大による頻尿に対してツムラ八味地黄丸《はちみじおうがん》、猪苓湯《ちょれいとう》などを適宜処方。

検査は定期的にもとの病院で行い、また時に腸閉塞を起こした際ももとの病院で治療。

あとは淡々と再発予防の漢方薬を休まずに続行。

2020年2月　血液検査（腫瘍マーカーのSCC抗原1・3　PSA2・46　白血球4710　ヘモグロビン11・8　総蛋白6・7　尿素窒素23・1　クレアチニン1・10）。

5月

「先生！　先生のところでお世話になって、もう28年になります。そろそろ卒業してもよろしいでしょうか」

「えっ！　28年！　そんなになりますか。……いいですよ。卒業式といきましょう」

とサイン入りの拙著を贈って卒業式。

思えば淡々たる28年はまさに水魚《すいぎょ》の交わり。万感胸に迫るとはこのことだ。思わず、「グッド・ラック（Good Luck）」と心の中で叫んだものである。

症例3　50歳男性。肝細胞がん

2006年6月　某大学病院にて肝細胞がんの診断。ＡＦＰ（肝がんの腫瘍マーカー）211

7月　ＡＦＰ　504。ＴＡＥ（Transcatheter Arterial Embolization　経カテーテル動脈塞栓術《そくせんじゅつ》）施行。

8月　ＡＦＰ　30↑ＴＡＥがよく効いている。

8月　本院初診。漢方薬（竜葵、蛇苺、玉金、当帰、丹参、白花蛇舌草）とホメオパシー処方。

9月　ＡＦＰ　71

10月　AFP　220

12月　TACE（肝動脈化学塞栓術）施行。

2007年1月　漢方薬変更（黄耆、女貞子、白朮、甘草《かんぞう》、当帰、半枝蓮、白花蛇舌草、川楝子《せんれんし》）。

2月　AFP　1854

3月　TAE

4月　漢方薬再変更（人参《にんじん》、黄耆、白朮、当帰、茯苓《ぶくりょう》、熟地黄《じゅくじおう》、川芎《せんきゅう》、芍薬《しゃくやく》、桂枝《けいし》、甘草）。

5月　漢方薬休薬。TAE

2008年3月　サプリメント開始（①スーパーオリマックス4T　2×、②ニンニクレクチオ2T　2×）。

4月　AFP　2250

6月　AFP　1600

8月　AFP　2230

10月　AFP　1990

12月　ＡＦＰ　１４５０
２００９年３月　ＡＦＰ　８０４１。ＴＡＥ
４月　ＡＦＰ　８８２
５月　ＡＦＰ　１５４１。ＴＡＥ
６月　ＡＦＰ　１０５５
10月　ＡＦＰ　１１８０
12月　ＡＦＰ　１７５６。スーパーオリマックスとニンニクレクチオはそのまま続行。
２０１０年４月　ＡＦＰ　１４００
６月　ＡＦＰ　１１９０
８月　ＡＦＰ　７７６
10月　ＡＦＰ　６９２。スーパーオリマックスとニンニクレクチオ開始２年７か月で効果現れる。
２０１１年４月　ＡＦＰ　７７９
６月　ＡＦＰ　５６２

8月　ＡＦＰ　４９２

10月　ＡＦＰ　１２７

12月　ＡＦＰ　１１１

２０１２年５月　ＡＦＰ　81

11月　ＡＦＰ　65

２０１３年３月　ＡＦＰ　５↑この効果はすごい！

6月　ＡＦＰ　14

8月　ＡＦＰ　25

10月　ＡＦＰ　54

12月　ＡＦＰ　66

２０１４年４月　ＡＦＰ　１２１

6月　ＡＦＰ　１２６。ニンニクレクチオを中止して、ＳＵ-６（すし乳酸菌、免疫を高めるサプリメント）開始。

8月　ＡＦＰ　１６９。ＳＵ-６中止。

10月　ＡＦＰ　３９１

12月　AFP　415
2015年1月　AFP　474
3月　AFP　689
7月　AFP　727
11月　手術（肝S6亜区域《あくいき》切除＋胆摘《たんてき》）。スーパーオリマックスも中止。
2016年1月　AFP　21
3月　AFP　50
5月　AFP　72
12月　AFP　345
2017年2月　AFP　2280
5月　手術（左副腎、膵尾部切除）。
6月　AFP　778
7月　新たにサプリメント（11－1　1P）処方。
8月　AFP　1・4
11月　AFP　1・1

２０１８年６月　ＡＦＰ　０・９
２０１９年３月　ＡＦＰ　０・９
　　　　５月　ＡＦＰ　０・９

14年間の苦闘をＡＦＰ（αフェトプロテイン）という肝がんの腫瘍マーカーの推移をもって追ってみました。まさに一大叙事詩ではありませんか。それにしても最後の手術と11−1（173頁参照）の著効ぶりはどうでしょう。何千何百という高値から一気に０・９ですから、驚天動地《きょうてんどうち》とはこのことです。

それも３年間も維持しているのですから。患者さんは３か月ごとに来院されますが、診察のあとは、「11−1」を４箱くださいとか５箱くださいとか、まるで何かおみやげを買うような雰囲気です。14年間の辛抱には頭が下がります。

症例４

55歳男性。Ｓ状結腸がん

２０１４年８月　腸閉塞のため自宅近くの病院に入院。

9月　Ｓ状結腸がんによる狭窄。腫瘍マーカーのＣＡ19－9は85・1。手術。
腹膜《ふくまく》転移を認める。化学療法の予定。

10月　本院初診。院内の道場で気功を開始。漢方薬は黄耆、女貞子、白朮、梅寄生、霊芝、薏苡仁を処方。サプリメントはＳＵ－6（すし乳酸菌）。

11月　がん専門病院に転院。化学療法（ゼローダ）＋分子標的薬（アバスチン）開始。

2015年3月　ＣＴで腹膜転移縮小傾向。ＣＥＡは1・3、ＣＡ19－9は2・5と正常値。

2016年3月　仕事が忙しい。

4月　足の皮膚炎のためゼローダ中止。

5月　ＰＥＴにて再発も転移も認めない。

7月　超音波検査にて腹腔内に17・8㎜×8・9㎜の腫瘍。腫瘍マーカーは正常。

10月　手術。腫瘍摘出。

12月　ＦＯＬＦＩＲＩ＋アバスチン。

2017年〜

2018年　CTも腫瘍マーカーも異常なく順調。仕事のことを考えて、漢方薬はツムラ十全大補湯に。

2019年4月　FOLFIRI＋アバスチン休薬。
6月　PET／CTにて再発なし。
12月　PET／CTにて再発なし。

2020年1月　ツムラ補中益気《ほちゅうえっき》湯《とう》に変更。11-1（サプリメント）を一日2包で開始。
2月　PETにて腹膜腫瘍再発。
4月　FOLFIRI＋アバスチン再開。
5月　11-1を一日3包に増量。
6月　CTにて腹膜腫瘍縮小。

この人はじつに素直な人で、主治医のすすめる治療法は少しも嫌がらずにやっている。代替療法も同じだ。気功も最初のうちこそ病院の道場で熱心にやっていたが、その基本を身につけると、あとは自宅でDVDを頼りに続けている。

仕事もほとんど休まない。私のところへの通院も8時30分いちばんにやって来る。終わってから職場に急行するわけである。その上、一切、愚痴を言わないのも大したものだ。

いつもにこにこして運命に甘んじている感じだ。

症例5　76歳男性。食道がん・肺がん

2013年5月　大学病院にて手術（食道全摘）。術後、ツムラ十全大補湯処方。

11月　本院初診。拙著に強く共鳴して来院とのこと。再発チェックは大学病院におまかせしているので、本院では全身の診察をお願いしたいとのこと。特に処方はなし。赤ワインを毎日楽しんでいる。以後、1か月に一度来院。問診、聴診、触診を行う。

2014年5月　術後1年検診で再発・転移なし。

2015年5月　2年検診。CA19-9：13・5、SCC抗原：0・8と正常。

2016年8月　前立腺肥大。PSA4・45　GL（グリソン・スコア）3＋3＝6。右肺に小さな陰影を認める。

2017年2月　食道がん4年目検診にて再発・転移なし。PSA4・69。肺腫瘍わずかに増大。生検で扁平上皮がん。食道がんの転移ではなく、肺原発。

2019年3月　右肺腫瘍に対して放射線治療。
　　　6月　術後5年にて食道がん卒業。放射線性肺炎で入院治療。前立腺はがんではなく良性肥大と診断。
2020年1月　食道がん再発・転移なし。放射線性肺炎は経過観察続行。PSA3・89。
　　　　　赤ワインは連日。

かくしてほぼ好調を維持。本院受診は3か月に1回。相変わらず問診、聴診、触診のみ。それで十分に心は通じ合っている。いつも変わらぬ笑顔で、焼売《シューマイ》のおみやげを提げてやって来る。

症例6　92歳女性。左腎盂《じんう》腫瘍《しゅよう》

2017年6月　血尿。近医を受診して右記診断。紹介された専門病院にて、手術または放射線治療をすすめられるも希望せず。
　　　9月　本院初診。何分高齢のため、できるだけご本人の負担にならない方法ということで、通院にて、①レンチンプラス1000（172頁参照）を一日2包、②ホメオパシーを開始。①は免疫能向上による抗腫瘍効果を目的とし、②は血尿、食欲不振などの症状を軽減してＱＯＬの向上をはかるためである。

２０１９年２月　ヘモグロビン６・４。入院にて輸血。

８月　血尿、頻尿、嘔気のため入院するも輸血は施行せず。

２０２０年２月　ヘモグロビン６・６。入院にて輸血。

その後、血尿は一度も起こらず、食欲も増進して外来受診時も笑顔が絶えない。ＱＯＬはきわめて良好である。

因みにホメオパシーの処方は一貫して、フォスフォラス（白燐《はくりん》）とハマメリス（アメリカマンサク）の併用である。

90歳を超えてのＱＯＬの高い3年間は貴重である。

症例７　80歳女性。胃悪性リンパ腫

２０１２年11月　本クリニック初診。大学病院にて化学療法を受けながら、副作用の軽減

を求めて来院。胃痛、左肩痛、手足のしびれなどに対してホメオパシーで対処。

12月　化学療法終了。ホメオパシーに加えて、漢方薬（黄耆、女貞子、白朮、寄生、霊芝、薏苡米）とSU-6（すし乳酸菌）を開始。

2013年1月　予定していた放射線治療を拒否。西洋医学的治療は途中下車の形に。気功、ヨガ、玄米酵素を始める。加えて、何があってもこの道を進むだけだから、一切の検査は不要という。

2014年10月　「水輪養生塾《すいりんようじょうじゅく》」に参加。

2015年4月　胃痛に対して漢方薬変更（人参、黄耆、白朮、当帰、茯苓、熟地黄、川芎、芍薬、桂枝、甘草）。しびれ、冷えに対して、ツムラ当帰《とうき》四逆加《しぎゃくか》呉《ご》茱萸生姜湯《しゅゆしょうきょうとう》。

気功にはとりわけ熱心で、池袋のクリニックの気功教室の出席率は高く、その際の私の一口講話に対してもその都度、好意的感想を寄せてくれる。

その後、現在に至るまで、およそいつも明るく元気である。検査はまったく行わないので、腫瘍マーカーなどは知る由《よし》もないが、聴診、触診など昔ながらの内科診断学はきちんと励行していて、そのかぎりでは今のところ少なくとも大きな異常は感じていない。

以上の7症例はある意図をもって選んだわけではなく、その都度、たまたま浮上したものである。ご覧の通り、7人が7人まったく異なる闘病生活を送っている。じつに個性的である。その人の生き方がそのまま表れているのである。いずれの方もただ一度の人生をこよなく愛し、そのまた病という一つのステージに、それぞれのやり方で真摯《しんし》に向き合っている姿を見ると、なんとも言えないほのぼのとした気持ちになる。

だから病気の治療も統計などを振り回して画一的に行うことはないのである。あくまでも一人ひとりにそっと寄り添って、その人が人間としての尊厳を保ちつづけるようにサポートしていけばよいのである。

ありがとう皆さん。さらなるご健闘をお祈り申し上げます。

「あとがき」に代えて

帯津三敬病院の緩和ケア

――「此処《ここ》は死を待つ病棟ではありません」

緩和ケアを求めて私の病院にやって来る人も少なくはない。がん専門病院で、三大療法にあれこれ挑んで、化学療法を全《まっと》うしたあと、化学療法も底を突き、緩和ケアをすすめられて、紹介状を持参してやって来るのである。

ただ、緩和ケアのすすめに納得している人もいれば、納得せずに、私はまだ、こんなにぴんぴんしているのだから、三大療法をやり尽くしたといっても、西洋医学以外の治療法でまだ可能性のある方法があるのではないかという希望を抱いてやって来る人もいる。

私の病院ではいずれの患者さんも差別なく、かつ快く受け容れている。長い目で見ると緩和ケアに対する医療現場の想いも、ごく自然に変わってきて、その扱いも従来に較べて奥行きのあるものになってきているからである。

緩和ケアの先駆的形態である現代のホスピスの嚆矢《こうし》は1967年、イギリスの医師シシリー・ソンダースによって設立された聖クリストファー・ホスピスといわれているが、恐らく当初は死を死として受容し、あとは肉体的、精神的苦痛を除いていこうということに主眼が置かれていたのではないだろうか。

現在は専門のホスピスにしても一般病院の中の緩和ケア病棟にしても、一日一日がまぎれもない、その患者さんにとっての〝ナイスエイジングの一日〟と評価されてきているようなのである。

どういうことかというと、老化と死というものは神の摂理《せつり》であり、大自然の摂理である。アンチエイジングなんて騒いでみても詮無《せんな》きことであるし、死を忌《い》み嫌ってもどうにもなるものではない。

それよりは老化も、その先にある死もそれとして認め、受け容れた上で、楽しく抵抗しながら、一日一日を充実して生きていくことだ。このような年の取り方をナイスエイジングと呼んでみたのである。

緩和ケア病棟での一日一日もナイスエイジングの一日一日には変わりない。これまで通り、老化と死とを受け容れた上で、ナイスエイジングを果たしていけばよいのだ。ナイスエイジングの要件の筆頭は心のときめきだ。ときめきのチャンスはかならず物にしてくれと患者さんにはいつも言っている。

私の知人が都内の大病院の緩和ケア病棟に入院していたことがある。ここはアルコール飲料も許可されているということで、彼の大好物の日本酒を持って見舞いに行ったことがある。きれいな個室で、窓から東京スカイツリーが見える、なんとも言えない好い感じの佇《たたず》まいだ。緩和ケアの病室はこうでなければならない。ベッドの上で起き上がって、その日本酒を旨《うま》そうに飲んだ彼の笑顔が忘れられない。

別の友人がうちの緩和ケア病棟に入院していたことがある。やはり酒好きだ。こちらは日本酒でなく焼酎《しょうちゅう》である。うちの病院では病室での飲酒は許可にはなっていない。そこは阿《あ》吽《うん》の呼吸だ。入院した当日に「野うさぎの走り」を一本持って行ってあげた。

「看護師さんに言わないでよ！」

と差し出すと、無言で受け取って、さっと蒲団《ふとん》の中に隠したものである。

10日ほどして、もうなくなったというので、今度は「百年の孤独」を一本持って行った。今度もうれしそうに蒲団の中へ。さらに10日ほどして、聞いてみると、まだ残りがあるという。身体の状況に合わせて、大分ピッチが落ちたようだ。無理もない。

そして次の催促がないまま、彼は幽明界を異にしたのである。例によってお通夜にも葬儀にも出席できない。ところが葬儀に出席した友人が、その様子を写真に撮って届けてくれたのである。なんとお焼香《しょうこう》用の香炉《こうろ》の横に「百年の孤独」が立ててあるではないか。ご家族のお気持ちはありがたきかなである。

ナイスエイジングの二番バッターはかならずやって来る死を一日も早く手の内に収めることである。それにはまず、

「今日が最後の日」

と思って生きることである。70歳にもなれば、そう難しいことではない。何よりも毎日の晩酌が最後の晩餐《ばんさん》になるところが好い。

そして死後の世界に思いを馳《は》せることだ。すでに向こうの住人になっているあの顔この顔が浮かんできて、再会して杯を交わす楽しみが弥が上にも募ってくるというものだ。

そして、緩和ケアの対象は人間まるごとである。がんの診断がついたばかりの肺がんだとか胃がんだとかいった臓器ではない。だからもともと緩和ケアというのはホリスティック医学の得意とする分野なのだ。体の苦痛を軽減し、ときめきのチャンスを逃さずに、死後の世界への展望を抱けるような心を維持する。そして、いのちに対しては気功やホメオパシーなど身心への負担の少ない代替療法に親しみ、病んでなお、いのちのエネルギーを

少しでも高める攻めの養生を忘れないことだ。大先達《だいせんだつ》の五木《いつき》寛之《ひろゆき》さんが、その著『養生の実技――つよいカラダでなく』（角川oneテーマ21、２００４年）の中でいみじくも言っているではないか。

「あす死ぬとわかっていてもするのが養生」と。

緩和ケアといえども、大事な大事なナイスエイジングの一齣《ひとこま》なのだ。以《もっ》て瞑《めい》すべしとはこのことだ。

帯津良一

おびつ・りょういち

1936年、埼玉県生まれ。帯津三敬病院名誉院長、帯津三敬塾クリニック主宰。医学博士。日本ホリスティック医学協会名誉会長。日本ホメオパシー医学会理事長。1961年、東京大学医学部卒業。東京大学医学部第三外科、都立駒込病院外科医長などを経て、1982年、埼玉県川越市に帯津三敬病院を開設。西洋医学に中国医学や代替療法を取り入れた統合医学という新機軸をもとに、ホリスティック医学の確立を目指し、がん患者などの治療に当たっている。著書に『白隠禅師の気功健康法 —— 新呼吸法「時空」実践のすすめ』(佼成出版社)、『ボケないヒント —— 認知症予防、わかってきたことこれからわかること』(祥伝社黄金文庫)など多数。

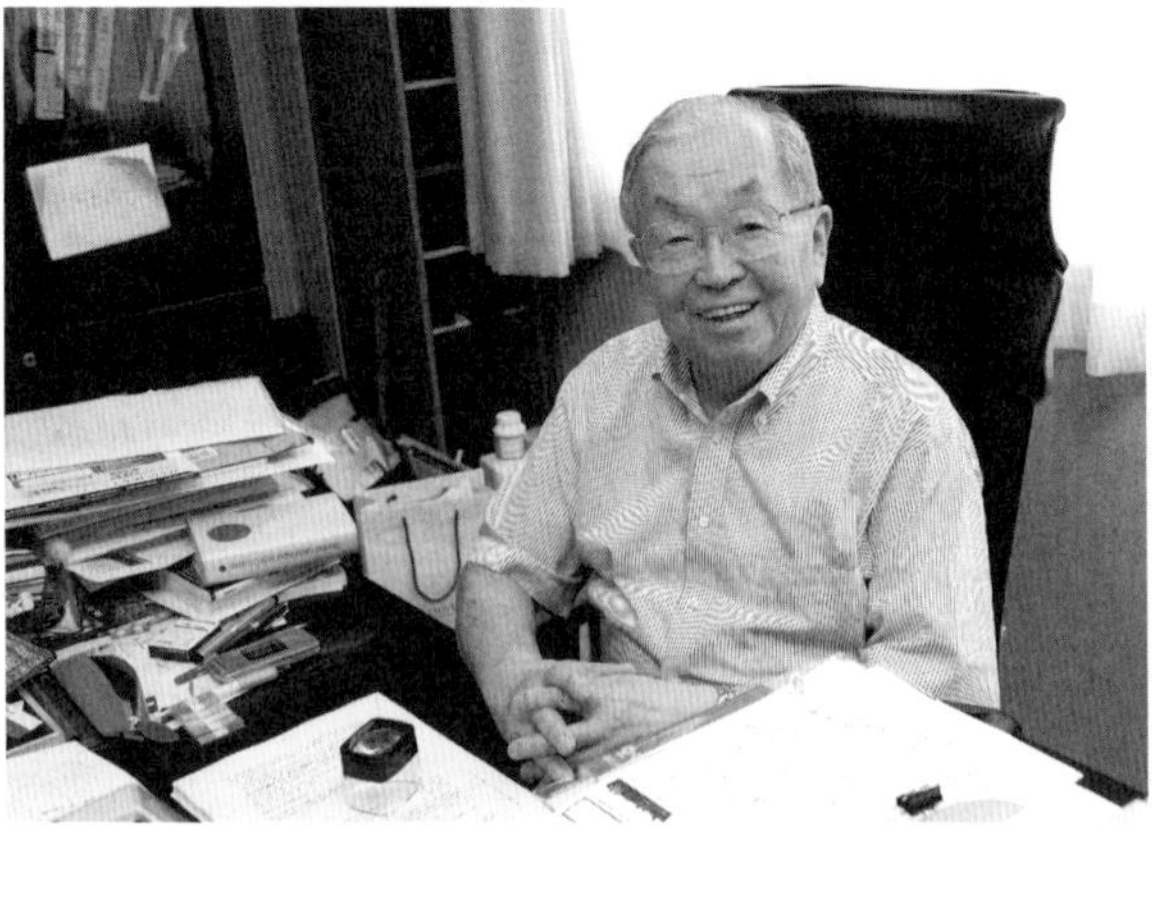

帯津三敬病院「がん治療」最前線

“からだ”と“こころ”に優しい治療のすべて

2020年11月30日　初版第１刷発行

著者　帯津良一
発行者　水野博文
発行所　株式会社佼成出版社
〒166-8535　東京都杉並区和田2-7-1
電話　(03) 5385-2317 (編集)　(03) 5385-2323 (販売)
URL　https://www.kosei-shuppan.co.jp/

印刷所　小宮山印刷株式会社
製本所　株式会社若林製本工場

ISBN978-4-333-02836-8 C0047